CRYSTAL HEALING
for
ANIMALS

動物水晶療癒

運用30種常見水晶療癒動物身心靈

使用安全且溫和的水晶能量，
療癒動物**創傷、過敏、壓力、便祕、發炎、免疫力低下**等問題

馬汀·司各特、蓋兒·馬里阿倪 著　邱俊銘 譯

楓 樹 林

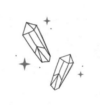

這本書是獻給
幫助我們學習這項非凡療法
的所有動物

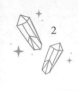

專文推薦

◎在做動物能量療癒時我也常使用水晶夥伴來協助。《動物水晶療癒》從初級的挑選水晶、淨化水晶。到中階使用靈擺探測與較高階的為動物同伴設置水晶陣以及製作水晶精華液皆有。也介紹到動物的脈輪應用。如此廣泛的知識能夠幫助一般人都可以輕鬆的應用水晶，與水晶一同工作喲！」

——Nalia 娜莉雅流動世界

◎生存在地球的任何物種，都保有與礦物共生共感共振的基礎能力，尤其人類在接觸各種化學物質的污染下，漸漸地讓這樣的本能沉睡了，而動物們與人類最大的差異就是擁有不被干擾的場域，牠們依舊會很敏銳的感知空間環境的能量流動；在過往實際操作水晶陣列擺設於人體時，很明顯地會發現個案家中的寵物會很自然地靠近，還能淡然地找到水晶陣列中最享受且舒適的位置，即便我們收拾好水晶並撤離那個環境，敏感的動物們依舊會很沉浸在那水晶撓場裡；這本書介紹了許多水晶按摩、晶華液製作等等的方式，來安撫動物們的各種情緒及行為，還有介紹如何正確地使用水晶來訓練動物，擺設適用於動物們的水晶陣列來調整牠們的脈輪，最後，藉由這本書的引導與操作，您將會發現動物們對水晶療法的享受，絕對不亞於人類對水晶的收藏及熱愛。

——塔羅公癒心創空間＆晶探号 Jing Tan Hao 創辦人／ Ricky Otis

◎療癒的領域很廣，從身體到心理的整體性，動物溝通就是針對內在心靈，而水晶療癒是全方面的輔助。自然療法在人類身上的使用已經相當普遍，作者將此療癒方式嘗試並實驗使用在動物身上，讓這些毛孩子們能得到更好的照顧，身心平衡的快樂生活。

——動物溝通與療癒師／Rouya

◎水晶礦物看似沉默卻內含豐富且古老的地球記憶。

使用水晶時，時常感覺這份記憶十分寬廣，無條件的接納，包容所有的傷與痛。在做動物靈氣時，我也時常依照各個水晶的特性給予動物適當的療癒與支持。而本書介紹數種水晶療癒的方式，不僅人類受用，也可以實際應用在動物身上。感謝作者，將實作經驗分享給大眾，讓人類了解原來動物能進行水晶療癒。祝福這個起點，未來會讓更多的動物受益。

——愛的波光靈靈（動物靈氣療癒）／翁嗡

◎讓毛孩健康快樂，是我與毛爸媽共同在意的目標；以水晶輔助，是安全的整體療法項目之一。本書帶著身、心、情緒、壓力為一體的觀點，以尊重動物意志為前提，教會我們根據動物的身心處境，帶來舒緩情緒與壓力的另一可能性。——安寧緩和獸醫師、溝通師、作家／張婉柔

◎水晶是蓋亞餽贈予所有孩子的美好禮物，包括你我，以及生活在其上的動植物。跟隨《動物水晶療癒》，學習正確地將水晶提供我們的愛與能量，擴及到動物夥伴身上，絕對是一個雙贏互惠的決定。

——愛必

目次

◆ **第三部　水晶資料檔** *Crystal Directory* ———————— 75

目次

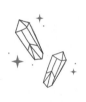

推薦序

派蒂‧史密斯－芙爾斯樸爾（Patty Smith-Verspoor）

　　在十八世紀後期，當德國的撒母耳‧哈尼曼醫師（Dr. Samuel Hahnemann）建立起真正的西方醫藥治療體系「治本療法」（Heilkunst）時，使我們能以科學的確認方法了解疾病的動力本性（dynamic nature）。將過往把疾病視為僅是物質與化學的事物之普遍概念，轉換成正確認識疾病所具有的動力本性，這種在當時可謂激進的作法。根據這個洞見，想要影響任何活著的存在所具有的健康或疾病狀態之作法，就得在相關的動力層級著手，才能達到個體完全恢復健康的程度。治療時若不依照這方式進行的話，只會是緩解或壓抑那隱於體內的疾病之外在表現而已。

　　本書作者們對於這套又名「治療技藝」（the Healing Art）的「治本療法」有著相當的認識，而且在運用花精（flower essence）協助動物復原方面已有長足的傑出表現。現在他們藉由這本新作，向我們分享水晶運用的新觀念，使我們更加認識水晶礦石的功效，以及它們在具有清楚規則的真正治療體系中所扮演的角色。我們需要這些洞見來完整發展出水晶的運用方式，並且使我們的伴侶動物受益。

　　我們知道動物的本質就是能量，一切具有生命的存在均是如此。但是，雖然我們很容易認出牠們各自呈現的能量質地，卻不常認知到牠們天生也會感應到其他存在的能量。像是當有外人來家裡時，我們比較可以明顯看到，動物會對頻率不合者做出表示討厭的攻擊行為或是藏匿自己。如果訪客的能量有相應的話，那麼牠們會傾向待在附近並尋求注意與關愛。

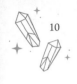

對於與人共居的動物，我們也需要了解牠們對於共居者能量的接收能力。動物因共居的人類家庭或特定家人的不適而受苦，算是很常見的狀況。在最戲劇化的案例中，動物甚至會罹患跟共居人類一樣的病症，像是癌症、焦慮症、呼吸系統問題、皮膚問題及其他多種表現。

藉由本書，蓋兒與馬汀熟練教導運用大自然最為古老的禮物，在治療心愛動物的同時，我們也從中獲得啟動自身洞見與識別力的關鍵。這些工具將使我們能以自然、整體的方式得到更透徹的觀察、更深入的了解。當我們與動物一同為牠們的療癒付出努力，不僅幫助牠們活出更快樂、更加豐富的生命，我們自己的力量也將隨之增進，並且時常得到療癒。

派蒂·史密斯－芙爾斯樸爾（Patty Smith-Verspoor, DVHH, RHom, FHCH, BscEd），為治本療法暨順勢療法獸醫、合格順勢療法治療師、哈尼曼治本療法中心研究員及教育理學士，曾為哈尼曼順勢療法暨治本療法中心（the Hahnemann Center for Homeopathy and Heilkunst）獸醫研究部門的聯合主席之一，還參與過精熟順勢療法治療師之國家聯合職業協會（the National United Professional Association of Trained Homeopaths, NUPATH）的董事會，亦曾擔任《治本療法：專門探索哈尼曼整體治療技藝之期刊》（Heilkunst: the Journal for the Exploration of Hahnemann's Whole Remedial Art）的編輯。她與魯道夫　芙爾斯樸爾（Rudolf Verspoor）合著《順勢療法復興》（Homeopathy Renewed）一書，頗具開創價值，此外她還為數本國內及國際整全療法期刊著文。她在加拿大渥太華的家中，有三隻大鼠、二隻鳥兒、一隻西高地白㹴以及一匹夸特母馬相伴。

前言

　　許多人聽到我們說水晶可以用來治療動物時，都會感到驚訝。他們通常認為水晶只是用在冥想或其他奧祕修習等等不怎麼有趣的用途上，所以對於我們可以跟狗兒與水晶一起坐在地上，或是拿著水晶走到畜舍圍欄的說法感到驚奇，因為看似互不相容的現實界與神祕界竟能彼此交疊。水晶當然可以用在奧祕的目的，然而它們到頭來仍是實用的治療工具，是大自然之母留給我們的禮物，讓我們用來增進自身及心愛對象的生命。

　　這本書也是一項實用工具，其目的是為身為動物熱愛者或照顧者的你提供足夠的協助資源，使你能為自己所看顧的動物改善健康、活力、喜樂與生命品質，無論大象、小鼠，還是大小在鼠與象之間的所有動物，均能適用！水晶的效用強大、容易取得、大多不甚昂貴，而且任何人都學得會它們的使用方式。

　　大自然的一切事物都有看似簡單的假象，已經發展多年的水晶療法也不例外，我們依然無法看透它那神祕與魔幻的面貌，然而動物對它的觀點跟我們不一樣。我們當初之所以對水晶用在動物身上的概念感到興趣，特別是某隻小狗，牠對特定種類的石英很有興趣，會從花園挑處自己的石頭，然後擺在自己的睡床周圍，這件事對牠們來說是再自然不過。我們從那隻小狗及其他動物所學到的是，我們的動物朋友不僅會覺察到我們居住的行星所具有的治療資源，而且牠們全都比我們更容易與這些資源和諧共處呢！因此還在學習的我們，將這本書獻給我們的老師，也就是動物們——因為牠們早已「知曉」這些資源。

第一部

水晶療法

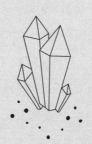

Content Healing

歷史悠久的傳統療法

　　水晶療法完全不是新時代思潮的產物——根本不是！水晶是治療的工具、宗教的意象、哲學的象徵，也是科技的裝置，它滲入人類的整個歷史，形成一股連結全球所有社會與文化的暗流。水晶是我們的日常生活絕對必要的事物，然而絕大多數人並沒有覺察到這一點。

　　我們可以從考古紀錄知道，至少在西元前二萬五千年的時候，當時的人類已經注意到水晶，認為這些彩色石頭具有宗教或護符等重要的意義。根據我們對於水晶療癒力量的了解，可以推測即使最為古早、民智未開的原始人類也會因它們的治療用途而珍視之。巴比倫人、華人、日本人、波斯人、阿茲特克人、藏人、澳洲原住民，還有非洲、南中北美洲的許多居民，都有使用水晶，而佛教徒、譚崔及阿輸吠陀思想也重視之。上述許多文化到現在仍有使用水晶的高度進化治療體系，其運用不僅在實質層面，也會擴及靈魂的「靈性煉金過程」。這些文化之所以如此尊崇水晶，除了它在藝術、珠寶與建築所展現的美之外，它也是獲取更高層次的健康、活力，及深入交融自然的關鍵。在現代社會中，即便大多數人已遺忘許多寶石及礦物的真正價值，像是金（gold）、鉑（platium）、紅寶石（ruby）、鑽石（diamond）、祖母綠（emerald）及藍寶石（sapphire）等等，但我們依然珍視、愛惜它們，而這樣的舉動也是在反映、榮耀它們的內在特質。

　　古埃及人非常了解水晶療法，將其視為維持健康的強大資源。這方面最顯著的例子也許就是金字塔，據稱其尖頂應為水晶，而整個金字塔即是

一套結合自然療癒特性及大地的神聖幾何，得以強化健康、延長壽命的傑出技術。（歐洲的歌德式大教堂，也是石匠大師們利用同樣這份源自東方的煉金術祕密知識所建造而成。）古埃及的埃伯斯紙草卷（Ebers Papyrus），其年代為西元前一千六百年，裡面載有水晶的醫療運用方式，例如青金石（lapis lazuli）與藍寶石用於治療白內障及其他眼睛疾病；紅寶石用於治療肝臟疾病；而祖母綠則用於治療腹瀉。古希臘時期則有泰奧弗拉斯托斯（Theophrastus，西元前372-287年）所著《論石》（On Stones），係為最早對於水晶礦石的幾何與醫療性質之正式研究。在這之後，古羅馬的自然學家老普林尼（Pliny the Elder，西元23-79年）著作長達三十七冊的《博物志》（Historia Naturalis），內容包含水晶的性質。而同樣在一世紀中，稍微晚幾年出現的《藥物論》（De Materia Medica; On Medicines）則是記載對於兩百種不同礦石的研究，係由迪奧斯科里德斯（Dioscorides）所著。

隨著時間過去，關於水晶的智慧逐漸散至世界各地，並與其他靈性習修方式（例如煉金術與宗教信仰）相混，最後就跟其他許多很有價值的事物一樣，被貶謫到主流思潮之外，地位變得無足輕重。人們對於水晶的興趣時有增減，一直要到一九七〇年代中期新時代思潮欣然接受水晶療法之後，才出現延續至今的普遍風氣。以魯道夫・史代納（Rudolf Steiner，1861-1925）為首的新時代思潮作家，大膽、生動地宣稱水晶療法係源自傳說的古文明列木里亞（Lemuria，即穆大陸 Mu）及亞特蘭提斯（Atlantis），並認為它們那些難以想像的先進知識「可能」是由外星訪客所傳授。

但說實在的，我們的確不知道這些文明是否存在，也不曉得亞特蘭提斯被摧毀之後的存活者是否真的把先進的思想與科技帶到古埃及、古中國與古印度。所以到底要不要相信這些聳動刺激的故事，真的是無關緊要。即使沒有關於亞特蘭提斯高超到不可置信的水晶技術之確實證據，我們已有足夠的證據證明水晶療法是可以論證、可以幫助獲得健康的實際工具，因此水晶又漸漸地再度獲得西方社會主流意識中的一席之地。

什麼是水晶？

　　水晶係在地球內部，於適當的條件下自然形成。當熔融的礦物質與超高溫的氣體從地球的地幔透過地殼裂隙往地表移動時，它們會逐漸冷卻下來。這些物質的分子不再到處亂晃，開始同類相聚以形成穩定的結構。等到物質整個冷卻並固化時，裡面的分子已經形成近似完整的幾何圖形，其中最為整齊與和諧的排列者，稱為晶格（lattice）。晶格是水晶結構的基礎，而根據在形成時水晶的液態與氣態原料之本質、壓力與溫度等條件，最後形成的水晶類型會有眾多不同的可能性。它也許會維持這狀態長達百萬年，也許會成長並改換形狀，如果適合的條件出現的話，可能甚至會變質成不一樣的水晶類型。但無論如何發生什麼情況，它總會一直保持完美且穩固有序的原子結構。即便是外表呈現為不規則形狀的「不定形」（amorphous）礦石，像是孔雀石（malachite），其內在仍有完整對稱的晶體結構。事實上，水晶的結構如此對稱及一致，它可說是全宇宙中最為穩固且最為統一的物質。

水晶能量

　　然而水晶的原子架構再怎麼美妙，也只是其部分特質而已，它還具有一些超越簡單物質領域的驚奇美妙特質。

　　水晶具有「電荷」（charge），這一點連水晶療法懷疑者或質疑者都知道。若想在家中觀察這項特性，可以在暗處壓碎一顆糖（糖本身也是晶體，拿起來看就會知道），或是將兩塊石英快速相互摩擦。而你所觀察到的黃色或綠色閃光，即所謂的「壓電效應」（piezo-electricity），係因晶格突然扭曲所產生的強大電流。水晶的能量流會與自身非常固定且對稱的原子結構保持一致，沒有比它們產生的電脈衝還要更規律且可靠。由於這項卓越的電學特性，人類將自然水晶的人工複製品用於科技。許多人在了解今日精密科技時代所賴以存在的事物其實是水晶時，都會相當驚訝，因為他們以為這個時代係完全出自人類的聰明才智。自從科學家發現水晶會發散出完全穩定的能量振動之後，它們就被做成晶片並放進電器裡面，由於它可以當成完美無瑕的能量轉換器、放大器及傳播器來用，所以用到電的機器幾乎都有晶片，包括電腦、電視以及手錶。人工合成的紅寶石與藍寶石會被用在尖端科技，例如只要在傳統的石英矽晶片增加人工合成的藍寶石，就能使矽晶片耐受宇宙或核能反應爐裡面出現的高能輻射。雷射科技使我們能夠運用先進外科設備、聆聽光碟音樂及掃瞄條碼，然而它也是源自水晶科技。許多現代軍事的玩意也是如此，包括那使敵方導彈混亂、轉向的儀器，或是引導我方「智能」導彈精準命中目標的儀器，都會用到實驗室人工培養的藍寶石。

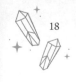

　　我們非常依賴現今科技裡面的水晶，然而也因為如此專注於利用水晶在人工用途所表現的力量，我們幾乎完全忘記這些人工水晶的自然傳承。諷刺的是，天然水晶常被用來反轉一些由人造水晶科技產生的負面影響，特別是背景輻射，即我們在享受現代文明的隨身用品時一併接收的事物。這樣的光景已經有點類似亞特蘭提斯的神話故事——據說該文明的科技均源自水晶，而當科技太過先進時，整個社會脫離原本跟大自然的緊密連結，最後導致毀滅。我們是否要把亞特蘭提斯的傳說當成預言故事，警告我們若執意以貪婪、虛榮與方便的目的來利用自然之力的話，會降臨什麼災禍？這絕對是我們自從發展壓電效應及矽晶片以來一直在做的事情，而我們對於大自然的誤用所招致的可怕實例，就目前而言，莫過於應用原子分裂而釋出龐大到無可置信的毀滅力量。那麼我們對於水晶能量的誤用會不會為我們招致災禍呢？時間終會證明一切！

　　如果我們的社會多去關注水晶的自然性質，應會變得健康許多，而古人早就知曉這個因果關係。水晶的真正價值及正確位置，並不在於使某台電腦發揮撰寫本書的作用，而是在治療領域——因為水晶能夠平衡及恢復身體、心智與精神的動力運作。

水晶與生命能量

　　這個行星上面的一切生命所藉以組成的有機物質，跟水晶有著深厚的共振關係。包括人類與動物的身體在內，絕大部分的固體均為晶質結構。

石英水晶係由二氧化矽（silica）製成，而這原料也是地球上最普遍的化合物之一，也是頭髮與皮膚的重要成分。而我們的骨頭與牙齒也含有高濃度的磷灰石（apatite）晶體，這種能在地底找到的晶體可用於治療骨質疏鬆症。正是具有肉身的我們，跟水晶無從分離。有人認為一切生命形式的進化都是拜礦物界所賜，這說法還蠻接近事實的，因為一切肉身的原料都屬於礦物界，我們也因此相互連結在一起。這代表水晶對於我們還有動物，都是一樣的重要、都有著完全一樣的共振關係，沒有任何差別！

不過當我們提到水晶與具有生命的身體（像是我們與動物的肉體）之間有著共振時，並不單指我們的身體都同樣是由晶質形成，而是更加根本的事物，即能量、生物能（bioenergy），也就是那股將我們全部連結在一起的自然電力。我們從自然取出、用於一己目的的水晶電磁能量，也是完全相同，即生育我們、掌管萬物的行星所散發出來的自然電力來源。

我們都是帶電的存在。人與動物身體的每個分子都依自己的電磁、生物能頻率振動。而動物就像我們人類及其他生物一樣，其構成不只是可以看得見的肉體，還包括看不見的能量場域。這些充斥我們內外的能量場域，將肉體包覆其中，看起來像是套在體外的隱形外殼，而它們通常被稱為氣場（aura）或精微體（subtle body）。

本書也會談到脈輪（chakra），其原文發音是古梵語「輪子」的意思，用來指稱身體的能量中心。一般認為能量係透過這些中心進出身體，它們將能量平均散布到身體各處，只是無法以一般感官覺察到它們。脈輪有多種描述，像是不停旋轉的渦流、「漩渦」或漏斗，不過我們只要把它們想成

是港口或通訊埠（port）即可，它們從乙太汲取能量以支持個體的精微體，就像港口接收國外的貨物並由此傳送到國內各地，或是通訊埠從網路接受外來信號並由此傳給電腦處理那樣。當脈輪處於平衡時，能量能夠自由流動；而當脈輪不平衡、關閉或是轉錯方向（有人能以靈視看到）時，能量無法順利流動，情緒或身體層面的健康就會受到負面的影響。許多自然療法會以脈輪為治療標的，其形式就像是進行精微能量的「外科手術」。而水晶也有這樣的用法，即藉由重新平衡脈輪系統，而平衡全身上下的能量流動，我們在後面將會提到這部分。

　　自古以來，人們就已知曉身體具有能量面向以及這些面向的重要性，然而一直要到二十世紀期間，才開始出現能夠支持這些古老信念的真正科學研究證據。其中最引人注目的研究，當屬蘇俄在一九三〇年代由科學家森庸及瓦倫提娜・克里安夫婦（Semyon and Valentina Kirlian）所發展出來的高電壓攝影技術，即數年前非常有名的克里安攝影技術（Kirlian photography）。雖然目前已經很少人談論這項技術，然而它為許多無法解釋的現象提供令人信服的證據，也能顯現人類、動物、植物與礦物的實體所散發出來的能量流動模式。而其他與克里安夫婦同期或更早的科學家，則將氣場描述成一種生物性的漿質體（biological plasma）或生物漿體（bioplasma body），它形成具有生命的個體最為重要卻不可見的部分。在一九六〇年代，日本的本山博（Hiroshi Motoyama）教授發展出能夠測量身體周圍的能量場，及偵測脈輪內部能量流動的儀器。

這個能量體事實上有幾個層次，而相應的知識還滿複雜的，所以就本書所要達到的目的而言，只要曉得「具有生命的個體都會散發出能量，而這能量會將個體包攏在內」就可以了。而現代的理論物理學也來共襄盛舉，它清楚指出，若就實相而言，能量場域比物質還要更加根本，而這兩者可以相互轉換。物質不過就是結晶化的靈。換句話說，我們的物質形式，以及身體裡面每個細胞的狀況，都是由能量場域來主導。物質僅是隱形能量的映影、副產品，而我們在這世上所看到的一切也僅是巨大冰山的一角而已呢！

這對於健康領域有很大的啟發性，因為肉體的狀態取決於能量體的狀況並反映之。如果我們的能量變弱、受到干擾或失去平衡時，這樣的擾動將會穿透進來，早晚會具現呈情緒或身體層面的不適。因此那些能夠感知、感覺到的不適，或是可以觀察到的症狀，僅是位於更深的超感知層次或能量層次的擾動在現實層次的映影；而我們所認為的疾病，其真正的源頭並不藏在物質裡面，而是在能量當中。因此疾病與症狀並不是同一件事，症狀是物質世界的產物，而疾病本身，也就是症狀的源頭，僅存在於能量或動力（dynamic）領域之中。按此想法，若只運用化學藥物或草藥移除症狀的話，僅會移除那使我們生病的事物之外層而已，就像拔除雜草時只除去地上的莖葉，沒有動到地下的根，那麼這種作法無法根治疾病。

撒母耳‧哈尼曼是現代順勢療法技術的幕後天才，在兩百年前就已認出疾病的基礎係處在這種類似靈體能量之超感官世界之中，那些在實質身體顯現的問題僅是某股處在更深層次且看不見、測不到的力量之表現而已。他所設想的順勢療法藥物就像是能量或「動力」藥物，其成分稀釋到根本在實體領域不存在的程度，但在此同時，其在隱形能量層次對治疾病的能力變得十分強大。這是只有動力藥物才能做到的事情。

動力療法與對抗療法的比較

　　順勢療法及其他動力療法技術，例如花精，當然還有水晶，持續展現出成功的治療成果，表示這些理論必定是正確的，不只是奇特有趣的概念，而且還真的有用。不過還是有人會對如此簡單的事實感到生氣，甚至認為受到威脅。常規的對抗（allopathic）療法醫學領域，宣稱動力療法的醫學理論毫無用處、微不足道、天馬行空且胡說八道。由於常規醫學的立論完全忽視症狀背後的能量失衡狀況，認為疾病與症狀是同一件事，因此它堅然拒絕承認無形能量失衡的存在——其實這種源自情緒的非理性表現相當不科學。我們真的會為對抗療法感到同情，因為它已騎虎難下：即便它想要全然接受諸如順勢療法、花精即水晶等等的動力療法（這裡是指全面、徹底接受這類理論，而不是以稀釋、無力的「輔助療法」概念視之），它也得要承認整個現代醫藥的高樓巨廈是建築在虛假的信念上，其基礎就有瑕疵，因此它必然面對激烈的重建過程，畢竟那等同從頭開始。此外

就目前而言，大眾已對於壓抑症狀的非自然藥物已經受夠了，因此對於動力療法的興趣逐年增長。這對於對抗療法及其主人，即以利益為導向的製藥公司來說是莫大的威脅，因此對於自然醫藥投以強烈的恐懼與憎恨。它們把動力療法拉黑的常用方式之一，即是宣稱動力療法係立基在「安慰劑效應」（placebo effect），意指這類療法並沒有實質療效，而是像信仰療法那樣，鼓勵迷信與狂熱者欺騙自己已經獲得療癒。然而這種沒有事實根據的指控方式，只不過是早已不合時宜、敗壞科學之名的思考模式，在即將送進歷史的垃圾掩埋場之前的瀕死抵抗而已。而動物可由動力療法獲益的事實，等於把對抗療法思想所躺的棺材釘得更緊，因為人類或許會被欺騙相信自己正在變好（而對抗療法本身也會用安慰劑藥物），但這伎倆在動物身上是行不通哦！

　　現代對抗療法的運作侷限在物質肉體的化學層次，以及我們的實體感官所能感知到的一小部分實相，能量療法則是採取先進、驚奇如魔法般的量子跳躍，進入那既古又新、既混亂複雜又簡單美妙的領域，它無疑是醫藥、醫療的未來走向。

朝新版本的自然界前進

　　在開始了解自己的物質身體與水晶能量之間有著和諧共振的關係時，我們也同時開始覺察到自己是行星的一部分，而且這行星本身具有生命。有些科學家把這概念更加延伸出去，認為這行星本身就是一顆水晶。＊「蓋亞理論」（the Gaia Theory）創始者詹姆斯・洛夫洛克（James Lovelock）在其著作《蓋亞》（Gaia）及《蓋亞諸紀元》（The Ages of Gaia）提出他那著名的概念，即這個行星——整顆行星及其裡面的一切存在——的表現，像是會自主調節、具有自己的智性、甚至具有意識的單一生命體。而洛夫洛克的理論全是基於謹慎的科學研究，裡面絲毫沒有主觀看法或神祕主義，而他將這項新學問稱作「地球生理學」（Geophysiology）。

　　照這樣看來，是否可以認為水晶同樣也是活著的呢？水晶藉以組成的材料跟我們一樣，它們具有氣場，能夠傳導、吸收及散播活躍的生物能，並且能將不健康的身體組織轉換成健康的身體組織，所以我們無需過度想像就能做出「水晶的確活著」的結論，而且它們是具有生命、永恆不死的完美存在。這讓我們不禁反思自己對於生命本身及生命構成要件的認識，只不過是皮毛而已。不過，只要我們越來越認識自己、這顆行星與水晶的話，我們對於自然界的認識會越來越開明、先進且健康，亦即你與我都只

＊ 一九六〇年代，蘇俄科學家認為地球的形成方式就像一顆水晶，繞著某個晶格（或是「宇宙能量基質」，即 matrix of cosmic energy）逐漸成長。這項理論有呼應到許多古老信念。

是這個自然界的微生物，而我們人類、動物、植物、礦物及乙太層次，都是這個名為自然界的全球生命體社群裡面的成員。

雖然有些讀者會覺得這些概念過於玄奇奧妙，然而這裡要特別強調的是，這一切真的都不是什麼神祕或奇怪的事物，水晶與水晶能量也是如此。之所以看似奇怪，是因為我們突然以新觀點來看水晶所致，不再把它們看作是靜止的石堆或美麗的裝飾，而是強大的生命力量，如同作家馬塞爾‧普魯斯特（Marcel Proust）所寫：「真正的發現之旅並不僅是尋找新的土地，還包括用新的眼光來觀察。」

與自然世界一起合作真的沒有什麼好奇怪或害怕的，奇怪或害怕應隸屬於我們拒絕接受自然時才會出現的反應！我們個人應將水晶能量及相應的療癒看作是如同呼吸般的自然事物，是每個人都能毫不遲疑自由運用的事物。動物對於水晶裡面的事物相當清楚，完全不用分析、理論或證明。所以就讓我們走出理論的世界，並開始了解這些實際的治療工具在現實世界的運用方式。

構建自己的水晶收藏及照料方式

運用水晶療法有個非常棒的特性，就是它不再需要消耗地球的資源！在構建出屬於自己的水晶收藏時，即便那只是根據本書建議而蒐集的強效水晶，都有可能用相當經濟的方式做到。你不需要購買許多水晶店家標價數萬元以上又大又華麗的物件，雖然它們不論當成飾品或是能量物品自是

相當美妙且吸睛，不過比較小塊的水晶礦石就已符合我們的使用目的。滾過或打磨過的小塊水晶礦石就已相當適合，使我們能以較少的經費建立起具有多功能的水晶療法工具組，而且所占空間甚小。（為動物運用小塊水晶時，唯一要注意的是確保動物不會吞下它們。）有經過較多特別處裡的水晶，像水晶棒（crystal wand，把水晶做成圓棒狀），會稍微貴一些，不過你最多也只會需要一、二種這類水晶而已。

　　所以預算不論多少，你都可以運用水晶療法。這裡要記得的是，水晶礦石只要稍微保養一下，永遠不需要替換。你的水晶將伴你終生，永遠比其他不屬於你的水晶更快回應你的頻率，並在治療過程中更為有效。事實上，直到未來世代為了歷史教育而研究我們這種古代文化並挖出我們的水晶、也就是他們所謂的古代遺物時，那些水晶仍會保持原樣，未曾改變。

　　所以就讓我們假設你現在已經開始動手收集自己的水晶，那麼下一步是什麼呢？水晶並不是無生命的事物，若要使它們發揮出最大的功效，就需要你多照顧它們一點。然而這樣的照顧既不困難也不佔太多時間，若能建立簡單的水晶例行照顧作業，就能幫助你與自己的動物從水晶的療癒力量中獲取十足的益處。

　　水晶的照顧基本上分成兩大類，也就是「淨化」（cleansing）與「充能」（charging）。

水晶淨化

新得到的水晶，在初次帶回家時，為它們洗去身上的灰塵會是不錯的做法，因為它們經過多人的轉手，甚至還留有採礦過程的殘留物。有些滾過的水晶礦石也許表面留有包裝或展示時用到的黏膠，這是一定要去除的東西。請勿使用洗潔劑，特別在處理螢石（fluorite）與孔雀石（malachite）更是如此。

在將水晶外表清理乾淨之後，就需要你為它們「淨化」。淨化水晶是比清洗、擦拭其外表更加深入的清理方式，是非常重要的步驟。淨化之所以必要，是因為水晶不僅轉化並引導能量，也會接收能量。淨化過程能為水晶去除累積起來的負向能量，若放任這些負向能量在水晶裡面久待，就有可能妨礙它身為治療工具的效能。一顆放在店家展示好幾週到好幾個月的水晶，也許已經有數百人經過它旁邊或拿起來把玩，因而接收眾人的負向能量，像是恐懼、壓力、憤怒、不悅等等，而這些能量也可能會有累積的效應。我們也發現，若與氛圍較放鬆、平靜的地方所供應的水晶相比，從氛圍沒有很正面的特定店家購得的水晶所需要的淨化功夫會多出許多。而檢測新水晶的可靠方式就是進行占測（dowse）（請參閱〈使用靈擺〉（p.44）），只要稍加練習，你會發現這是相當簡便快速的例行工作。

因此最初的淨化非常重要，而且你也應當在每次治療個案之後淨化水晶，以備不時之需。

常見的淨化水晶方法有許多種，有些方式還滿複雜的，像是浸在酒

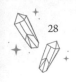

中、埋在土裡或放在金字塔裡面,然而淨化水晶其實可以在家中簡單完成,以下是一些簡單方式:

一、握著水晶在水槽上方接受清水沖洗即可,無需靜置水中。然後放在安全的地方,讓它自然乾燥。*

二、將水晶拿到鼠尾草(sage)、雪松(cedar)、檀香(sandalwood)、乳香(frankincense)或肉桂(cinnamon)香品所燃起的煙霧中薰一兩分鐘即可。這方法稱為「煙薰」(smudge)。

三、用已經稀釋過的芳香療法油品進行擴香,或是將油品置於薰香燭台上,把水晶拿到因熱散出的香氣中薰一兩分鐘,就像煙燻那樣。(我們有時會跟專賣芳療產品的攤位買水晶,因此發現他們賣的水晶在剛帶回我們家時都不用淨化呢!)

四、將水晶埋在裝有乾燥海鹽的罐子裡面一天一夜。*

當你習慣淨化水晶時,就可以像本能一樣做得很快。

---

* 特定水晶在用水或鹽淨化時要多加留意,因為它們可能會受到侵蝕。若就本書所描述的水晶礦石而論,櫻桃紅蛋白石(cherry opal)相當脆弱,所以最好使用煙薰來淨化;堪薩斯神石(Boji stone)不應浸在水中,因為可能會碎開;孔雀石與銅(copper)也應當保持乾燥,並用香來煙燻淨化。至於其他像是石英家族、月光石(moonstone)等等大概都還好,不過若有疑慮的話,請向你所購水晶的賣家詢問。

* 同前註。

水晶充能

　　若要充分得到水晶的益處，就得為水晶充能或充電。通常這步驟會在戶外進行，雖然聽起來複雜，但充能只不過是讓水晶接觸外在能量源並得到滋養而已。當我們收到新水晶時，總會先淨化它以去除負向能量，然後再為它充能以回填一些正向能量，所以這步驟僅是為水晶進行重新平衡而已。在治療個案之後，不用每次都為水晶充能，不過若是經常為它填補能量的話，就能使它的能量維持在顛峰狀態。

　　水晶充能其實是滿個人的事情，沒有規則可循，而當你越來越認識自己的水晶時，會逐漸培養出直覺，你會感知它們「想要」充能的時候。此外，充能的方式相當有彈性而且很個人化，想使用何種能量大多由你自己決定，像是有人認為雷雨的爆裂能量很有為水晶充能的張力，有人則偏好月夜的靜謐。至於其他時間，你也可以考慮在晴朗的日子為水晶充能。不過，運用陽光為水晶充能時要小心，因為有些水晶，像是紫水晶（amethyst）與粉晶（pink quartz），很容易因日曬褪色。水晶褪色雖然不會影響治療特性，但是在看到買來的美麗水晶居然被自己弄到褪色，還是會覺得不好意思吧！無論你選用何種方式充能，都讓水晶待上幾個小時以充飽能量。當你繼續深入時，必定會開始實驗不同的水晶充能方式。不過，讀者若是剛接觸水晶療法的話，也許會想要某個可以遵循的模式，至少在適應階段初期可以運用。因此以下是我們個人的充能方法，讀者若覺得可以的話，不妨嘗試看看：

水晶的色彩若越活潑，我們就越傾向把它放在太陽底下充能，包括偏橘色的石頭（例如橘色方解石 orange calcite、黃水晶 citrine、紅玉髓 carnelian 及虎眼石 tiger's eye）及紅色的石頭（像是紅碧玉 red jesper 及紅寶石）。黑色晶石常對應較低的脈輪，而它們也喜歡太陽的振動。對於顏色較偏冷涼與細緻的晶石，像是螢石、青金石與藍紋瑪瑙（blue lace agate），我們比較會放在月光下充能以符合它們的冷卻與鎮定性質，至於綠玉髓（chrysoprase）及東菱玉（aventurine）之類的纖細綠色晶石也是如此。白水晶（clear quartz）可以在太陽或月亮底下充能，不過我們比較會把它們拿去曬陽光，那符合它們那明亮且銳利的能量。太陽與月亮可以視為大自然的陽性面向（指使、彰顯力量、較不纖細）與陰性面向（滋養、溫柔纖細，以不同於陽性的形式表現同樣強勢的力量），以上原則應能當成參考來用。

不過，最好還是依你自己的感覺來做。仔細觀察自己的水晶，感覺是什麼樣的能量呢？它的品質是什麼呢？運用直覺，傾聽水晶「想跟你說」的事情。放心，再怎麼錯都不會有事。學習為水晶充能的過程不僅安全、容許失誤，而且本身還是一段愉悅的經驗，使你能夠更加親近自然與水晶的能量。當你感覺到那股衝動，把自己的所有水晶帶到庭院，接受清澈滿月的直接照耀，或是讓水晶在溫暖的陽光底下曬幾個小時以吸收能量，其過程都會是非常親密的經驗。

當水晶充飽能量時，你也許能在握著水晶時感受它們，能量感覺會像是脈動或癢感，就像微弱的電流那樣。那些對水晶抱持懷疑的人們，在握住水晶而馬上感受到水晶在「電」他們時，會很驚訝呢！

第二部

跟動物一起運用水晶療法

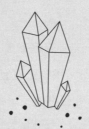

Content Healing

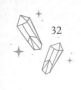

在為頭腦裝入一些理論與了解之後，此刻該是進入水晶療法的實際操作部分。本書的第三部〈水晶資料檔〉（p.75）有建議一些水晶，可為動物療癒許多常見輕症（ailment）或不舒服的地方。在決定要運用哪個水晶或哪種水晶組合之後，我們要怎麼實際操作呢？

向動物介紹水晶

動物通常看似會有意與水晶親近，有時甚至會在需要的時候主動尋找水晶。跟我們相比，動物似乎更能準確感應水晶的能量。有些動物會愉快地接受水晶療法的治療，有些動物則需要花上數天來習慣水晶的能量。因此，既然是由我們為動物決定運用水晶治療，那就應當謹慎進行，並確保自己無論何時都沒有違反動物的意願而強加水晶能量在牠們身上。有些治療師會在開始進行之前有意識地向動物「詢問意願」，我們個人則是推廣比較實際的作法，即「試試看」（try and see）。在一開始，跪坐在動物前面，等待牠對你的存在感到舒適，一旦牠安定下來，就拿起其中一塊水晶，沿著牠的身形在其周圍的空氣中——大約是在動物的皮毛或羽毛上方數英吋（約7.5到10公分）的地方——緩慢揮畫。請特別留意需要治療的區域，動物在水晶揮過這類部位的氣場時，通常會有一些反應。如果動物看起來很高興，繼續待在水晶附近的話，那麼就可以把剩下的水晶依你想要的方式全部擺置在動物周圍，然後留出一些空間讓水晶礦石發揮作用。

如果動物在揮畫水晶的過程看似不舒服，換用另一顆水晶或就此打

住，無須強迫，改天再做即可，並著手進行一些簡短的接觸機會，直到目標動物讓水晶留在氣場的時間變得較長為止。最後，即使原本會抵抗的動物，通常也會對水晶感到相當放心。如果某動物總是遠離某個特定水晶，也許該考慮換別種水晶囉——也許這就是動物一直想告訴你的事情呢！

擺置水晶

　　與動物共事相當令人滿足，但也有通常需要克服的障礙。如果治療對象是人的話，一般來說請病患配合在你為他們的周圍擺置水晶時保持靜止並不困難，但對象是動物的話，那可就難了！就動物而論，擺置水晶的方法最適合用在狗兒，牠們通常會高興地配合趴坐，等待你在牠們的周圍擺置水晶。即使是喧鬧的幼犬，到最後也會安定下來讓你做事呢！貓則是第二名，牠們通常會窩在沙發或扶手椅上等你在牠們的周圍擺置水晶。幸好，狗與貓算是最常見的寵物，而一些特定動物，例如豬，也會接受水晶擺置在自己的周圍。

　　至於馬跟小馬（pony），在實際操作方面就有特定的難處。首先，牠們很少躺下，即使躺下，也會在我們靠近的時候立刻站起來，因此在牠們的周圍擺置水晶會相當困難。而且在馬的周圍擺置水晶還會有安全問題，亦即牠很有機會踩踏到尖銳的水晶而導致蹄溝（frog）或蹄內柔軟組織受傷。而水晶也有可能會被踩碎、深深埋入地下或掉進乾草堆裡失去蹤影。有些人曾向我們描述，說他們把單尖的石英水晶縫在給馬蓋的布毯裡面，當布

毯蓋上馬背時，水晶也就跟著擺好了。雖然這是很好的理論，但在現實情況中，馬仍有可能在躺下或翻滾時受傷。所以如果治療對象是馬的話，一般會建議治療時全程陪伴馬兒，並且治療師手持水晶或將水晶放在地上用手扶著。像馬這種身材壯碩的動物，如果同時需要用到水晶不只一顆，就需要請朋友來幫忙了。

　　至於鳥類、齧齒類與魚類等動物，很難精準擺置水晶，因此最好的方式即是將水晶礦石放在目標動物的附近即可，水晶的療癒能量仍會送往目標動物。只要水晶的質地能夠浸水且無毒性（務必事先查明），可以在魚缸裡面放進一塊水晶。基於安全考量，最好選擇已經滾過處理、形狀圓滑的水晶（國內多稱為「滾石」），不要使用尖突或銳利的水晶，還有水晶的尺寸要大到目標動物不會把它們吞進去的程度喔！當目標是住在水族箱或籠子裡面的動物時，這裡有個實用的建議：如果你手上的水晶原是要做成飾品，因此中間有穿孔可以穿入線繩或細鍊的話，就可以用線繩穿過水晶，把它固定在其中一端，治療時將有水晶那一端放在水中或籠中，另一端留在外面。這樣做的好處，就是取回水晶時不用伸手探入一堆魚在游泳的水缸，也不用開籠，避免籠中大鼠或金絲雀趁機逃出，在自家到處竄逃或亂飛的景況。

　　假設目前是可以準確擺置水晶的情境，那麼你如何知道水晶該擺哪裡呢？這就取決於要治療的症狀之本質。雖然水晶會影響動物的整個能量場，不過要是把它們放在目標動物身體的特定位置，就能使它們的能量更加聚焦在那位置上，例如在處理位於頸部的甲狀腺或呼吸系統問題時，如

果把水晶擺置在那位置，通常會有不錯的反應。所以如果可以的話，就把水晶放在你想要療癒的部位附近。如果不行的話，就別太在乎這個細節。

　　另一種擺置水晶的方法，則是以井然有序的陣式擺放水晶，請參考本書的〈適用於動物療癒的水晶陣〉（p.68），裡面有描述一些水晶陣的使用方式。此外，你也可以使用脈輪系統，這部分請參考本書的〈脈輪及脈輪平衡〉（p.49）。

　　通常在過十五分鐘之後，目標動物會起身走開，表示牠目前已接受足夠的療癒能量，到此即算個案結束。就個案所需時間長度而言，十五到二十分鐘已算夠長，所以當動物表現出目前不再需要水晶時，也別拿著水晶去追牠們。要有耐心，等候牠們再度接受水晶的治療。一天做一次個案已經很好。請記得，水晶是力量強大的工具，因此對於許多書都有提到的某項建議，亦即將水晶以永久或半永久的方式鑲嵌在動物的頸圈，我們認為此事得要審慎視之。以下的要求，雖然連我們自己也常需要自我提醒一下，但還是要跟大家重申：水晶不可擺置過久或忘記收拾，動物不可無人監督。不論是強迫動物一直留在水晶能量裡面，或是剝奪牠想起身離開水晶的能力，都是錯誤的做法。

水晶按摩

　　水晶按摩的形式基本上有兩種。其中一種需要用到適當的按摩技術及按摩油，業已超出本書範圍。我們在這裡講的水晶按摩則是另一種，比較

簡單，也不需要一般按摩技術的知識，甚至還不用碰觸動物呢！這種水晶按摩的有效做法具有多種用途，可以為傷口、扭傷等等的癒合過程提供協助與加速，也能協助舒緩疼痛及減低不適感，還能使人或動物放鬆下來，並活化整個能量場。

　　由於這技術會使治療師更加親密接觸水晶能量，有些人可能在開始之前先要稍微把自己「落實」（grounding）下來。這裡的落實，係指你會專注在自己所做的事情上，並保護自己不會沾染生病動物的負向能量。沒有落實的話，有時會使治療師感到疲倦、神經緊張，而且變得有點判斷力欠佳。許多自然療法與心理治療的執業者，會在一整天的治療之後抱怨那種掏空耗盡的感覺，這樣的人若進行落實與保護的動作，應能有所助益。然而達到必須的專注與穩定之方法有很多種，例如點蠟燭、使用芳香療法油品、光腳走路，或是吃巧克力！可以攜帶一顆作用在海底輪、具落實效果的石頭，像是黑膽石（hematite）與黑碧璽（black tourmaline），算是利用水晶達到同樣落實效果的做法。這類石頭可以做成墜飾戴在身上或隨身放在口袋中，此外也可以飲用它們的精華液。

　　為了進行水晶按摩，你將需要一根水晶棒（crystal wand），不過大家應該馬上會聯想到類似哈利‧波特系列小說那樣的巫師形象。但是用於水晶療法的按摩棒，僅是長條狀的水晶（長度一般大約不會超過五、六英吋，即12.7到15.2公分以內），通常那是從更大塊的水晶經人工切割下來而製成，所以許多水晶都能夠製成水晶棒。若是一般按摩用途，白水晶按摩棒會最適合。水晶棒的一端是尖的，另一端則是做成圓滑球面，這是有特別的原因。

當你已適當落實自己、水晶棒也已淨化，動物患者也已經安定平靜下來時，就是可以開始進行的時候。以自己感覺最順的手拿取水晶棒，將它握住，並以球面端朝向動物、尖端遠離動物。這作法的道理，即是把水晶棒當成導引的工具，會吸收能量並送往特定的方向，而能量總是從球面端進入，並從尖端出去。因此我們這裡的作為，即是將動物氣場裡面的負向能量吸走，並將它往外傳送到乙太。你或許也會感覺水晶棒的尖端不要直接對著自己，而許多習修者覺得以下的做法能夠保護自己，不會沾染那從動物那裡流出來的負向能量，亦即運用沒握著水晶的手，伸出一根手指頭指向下方，將任何散放出來的負向能量送往能夠妥善處理的大地。

握住水晶棒的球面端，在距離動物身體三到四英吋（約7.6到10.2公分）之處一邊從尾部朝頭部緩慢移動、一邊持續以「逆時鐘方向」畫小圓圈。要記住自己直接碰觸、作用的是動物的能量體，而不是實質的肉體。我們傾向用逆時鐘方向的旋動，將負向能量從動物身上「旋出」。當你在進行這步驟時，也許會遇到「打結」的地方，那是有阻塞與問題的區域。你可能會有這樣的感覺，即原本在動物能量體的裡面滑動順暢的水晶，到某區域時突然變得好像在糖蜜或黏稠的泥巴費力行進。這時會有一種絕對不會錯認的沉重感受，指出這區域需要處理。專注在這區域畫圈，直到水晶的移動比較不那麼遲滯即可。這裡要記住的是，我們可以將許多療癒工作分散在後續數個個案進行，不需要一次做到好幾個小時！只要把黏滯的區域記錄下來，並在後續進行的數個個案監看它們的恢復狀況就好。

在移動到動物的頭部之後，就換用水晶棒的尖端對著動物，球面端對

著自己。然後從動物的頭部開始,一邊沿著牠的身體往尾巴移動,一邊持續畫圈,但這次是「順時針」方向,基本上這步驟的動作跟前一步驟完全相反。你在前一步驟移出動物的負向能量,而現在是要將新的正向能量注入動物。我們傾向認為這裡的順時鐘方向旋動,係將正向能量「旋入」進來。這過程係由前後兩步驟組成,前者清出負向能量,後者引入正向能量,剛好呼應水晶的淨化與充能過程。

　　後面的步驟係依著前面步驟的路線逆走回去,就像是前者的鏡影。有些習修者則喜歡在這階段用沒拿水晶的手比出一根手指往上指,導引能量往下流過自己的身體,再透過水晶流到動物身上。完成之後,就依動物的意思繼續待著或起身離開。你也許會注意到動物看起來很放鬆,不久就走去睡覺。這是相當常見且完全正常的狀況,事實上這是代表治療有發揮效果的上好徵候,特別是跟該動物在治療前的行為相比差異甚大時更是如此。然而,如果你發現動物在治療前後的差異不大時,也不一定代表治療沒效。運用水晶與目標動物的每一次接觸,對牠們來說只會有好處。根據動物的狀況以及處理的問題,也有可能需要進行數次水晶療法之後才看得到變化。

　　在做完水晶按摩個案之後,你也許要給自己幾分鐘時間放鬆,喝杯茶或咖啡。如果在進行個案之前有好好落實的話,你應該不會覺得恍惚或超級想睡──不過,如果你真的有這樣的感受,請務必花些時間從這些感覺當中走出來,等到完全清醒之後才去進行日常活動。

晶華液

　　晶華液（crystal essence，另名 elixir）具有多種用途，而且是相當重要的治療工具。與製作時使用的水晶物質相較，它具有完全一樣的治療性質，所以它與對應的真正水晶可以互換使用。晶華液的製作方式類似順勢療法與花精，係運用水來記憶及儲存晶石能量特徵。如同花精製備過程運用的日照法，在製作晶華液時，會用陽光增強水晶的療癒能量並將能量傳入到水中，藉此製成其基礎。如此一來，就像花精裡面不會含有花的實質成分那樣，晶華液裡面也完全沒有使用的晶石之物質成分，而是從自然物質抽取出來的純粹療癒能量。晶華液在完成後會分裝保存，以利日後不時之需。

　　就讓我們來看，若與水晶實體相比，晶華液在使用方面的潛在優勢：

　　一、數種晶華液可以組合起來，裝在便於攜帶、可以馬上使用的瓶子。這作法遠比帶著一堆水晶——水晶會有掉落遺失的風險——還要來得實際許多。晶華液的治療瓶僅含有幾滴來自貯存瓶的晶華液（請參考後續〈自行製作晶華液〉（p.42）），所以即使治療瓶遺失或摔破，更換新瓶的費用也相當便宜。

　　二、像是金、紅寶石與祖母綠等晶石，不僅價格高昂，也不一定適用於動物治療的混亂情境。既然如此，使用者可以購買這類昂貴晶石的晶華液產品來用就好，至於這類昂貴晶石或金屬的蒐購工作，就留給製作晶華液的商家想辦法吧！

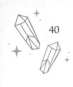

三、使用晶華液，代表不須讓目標動物認識水晶，意謂可以省下時間，特別是面對難以相處的動物的時候。此外在緊急狀況下，使用幾滴晶華液滴在動物口腔或揉進皮膚會是方便許多的作法。

四、當動物表現攻擊性或極度恐懼而無法接近時，任何形式的接觸療法（像是水晶療法）以及手觸技法（像是泰靈頓接觸法 TTouch、靈氣 Reiki 或針灸）可能都完全無法進行。像是在照料野生動物、不幸或受苦的動物、已安置在收容家庭但身心俱傷的動物時，上述的情況還蠻常見。但晶華液可以加在動物的食物或飲水中，因此不用接近牠們。此外將幾滴晶華液滴在裝水的噴霧瓶中，並在安全距離向動物周圍噴灑水霧，也是滿有效的作法。懷疑的人會認為這種噴在空中的作法過度稀釋晶華液而無法產生效果，但事實上我們自己有曾用晶華液噴霧應付無法接近的動物，並得到驚人的效果，有時甚至在幾分鐘之內就有完全不同的變化。

五、晶華液能加入乳霜或用於按摩的油品中，為其他療法增加額外的治療面向。

六、精華液能摻在任何用於治療的液體中，像是花精的治療瓶或順勢療法的液體劑型（wet dose）等等。

七、晶華液的確具有在同一時間、以同一瓶治療多個動物的潛力，因此可以節省時間、金錢與人力。因此，像是犬舍、動物園等機構，或面臨數個動物同時需要治療的情況，晶華液會是滿理想的選擇。

晶華液在日常使用上相當便利，可以加入食物或飲水中、可以揉進皮膚或敷於外表，或是從治療瓶中以滴管取晶華液，直接滴給動物食用。然

而一定要非常注意，別讓動物有咬碎或吞下滴管的機會，那是非常危險的情況。治療師一般會建議在固定進行的水晶擺置個案之間使用晶華液，以持續治療的影響效果。而且它跟花精一樣，沒有服用超量的問題，所以即使在嚴重、緊急的狀況中多給一些劑量也不會有造成任何傷害的可能。

　　晶華液一般都可在家自行製備，而且非常容易。然而有些晶石很難製備晶華液，像是堪薩斯神石（譯註：其原因請參考本書〈水晶淨化〉(p.27)的頁尾附註），或是本身有毒最好別用這種作法，例如銅及孔雀石之類內含有毒物質的晶石，就不能用來製備以口服為主的晶華液，避免有毒物質進入水中而造成危險。

　　任何晶華液都能從本書末列的供應商購得，如果你未曾自行製作晶華液，或是想要使用較為脆弱或有毒的晶石之晶華液，不妨可以考慮向這些供應商購買。

> 祕訣：製作精華液的新手不妨從石英家族的水晶開始做，像是白水晶、粉晶、乳白水晶（milky quartz）、東菱玉、紫水晶、血石（bloodstone）、紅玉髓、黃水晶與綠玉髓。如此一來，除了安全性得到十足的保障，製作過程也不會損傷水晶。如果可以的話，盡量選擇滾石來作，以避免在水中裂開而殘留碎片。

自行製作晶華液

以下是自行製作晶華液的步驟，請依序進行：

◆ 準備一個乾淨且已滅菌的透明玻璃罐或碗。

◆ 將選定的水晶放在容器裡面，並注滿泉水或礦泉水（最好選擇無氣泡者）。不過在這一步之前，務必確認自己所選用的水晶真的可以浸水。

◆ 以棉紗薄布（muslin cloth）或手工擠濾果汁的棉布袋蓋著容器，以避免塵土或汙物進到水裡。

◆ 將容器放在能夠直曬日光，且盡量乾淨、安靜又自然的環境──別放在繁忙喧鬧的馬路旁邊啊！讓它能不受干擾地曬到至少兩小時的陽光。

◆ 在這之後，謹慎將這些經過充能的水倒進瓶子中，量多時可以分成多瓶。我們會建議使用附有橡膠頭滴管的滴管瓶，市面上可以購得此種空瓶。

◆ 再把白蘭地（使水不致滋生微生物）加入瓶中，酒的量約佔總體積的三到五成，其成品即是晶華液的「母液」（mother essence）。至於前面提到的「貯存瓶」（stock bottle），則是在裝滿白蘭地的滴管瓶中加入兩滴母液而成，顧名思義，這也是商家銷售晶華液的常見形式。你可以用滴管取用貯存瓶（或母液）的晶華液，然而貯存瓶精華液還可以再稀釋而製作「治療瓶」（treatment bottle），其製作方式則是從「貯存瓶」取兩滴，滴入含有七成泉水、三成白蘭地之液體的瓶子，再輕搖或輕晃瓶身以混合之，使能量滲入整瓶液體中。數種不同的晶華液可依此要領

加入同一瓶治療瓶，為動物或人類提供個別化的日常治療。

◆ 治療瓶的一般劑量是每天四次、一次四滴。若是加入飼料給動物吃的話，通常最好是每天兩次、一次八滴，這樣的改變僅是比較能夠配合動物的餵食時間，效果還是一樣。不過，你應當要記住的是，晶華液與花精若能夠以固定、密集的間隔持續服用，就能發揮出最大的效果。至於晶華液的服用方式並沒有甚麼影響，可以放在飲水、點心，甚至可以滴在你的手掌上供動物舔舐。

◆ 除了服用之外，同款的晶華液還能加在噴霧瓶中，用來噴灑動物周圍，但請記得避開眼睛及其他敏感部位。前面也有提過，當你無法靠近動物或動物不讓人靠近時，噴霧會是理想的方式。

◆ 母液瓶可以用很久，它能產出數以百計的貯存瓶及數以千計的治療瓶。然而當你用完母液時，還是可以使用原來的水晶一再重複製作，所以同一水晶能夠製作的晶華液幾乎是無限量。反觀花精的製作，其花朵實體會在製作過程中犧牲以使其精神臻至完美不朽。

關於晶華液的保存，一般會常聽到它們不能放在電器用品及像是薄荷、香水等強烈氣味物品附近，以避免能量損壞的說法。然而就我們對晶華液的了解，雖然它們係由精微能量構成，但不代表它們脆弱不堪，而且目前對於「能量損壞」到底會怎麼發生，其實並不清楚。就我們自己來看，審慎儲存精華液並不是什麼至關要緊的事，但這樣做也不會有什麼損失，對吧！

在第三部的末尾，則會列出一些推薦使用的複方晶華液（p.160），你可以自行從個別的單方晶華液簡單調配出來，或是直接購買市面現成的產品來用。這些複方的設計是用來盡可能涵蓋各種動物在各種年齡、身形與體重方面的多種常見療癒需求。

使用靈擺

靈擺是具有多種用途的工具，值得我們熟悉其使用技術，這技藝通常稱之為「占測」（dowsing），係藉由連結我們的直覺面向以從潛意識獲得資訊。這裡所說的潛意識，是比我們的心智還要深邃許多的事物，甚至比心理學家卡爾‧古斯塔夫‧榮格（Carl Gustav Jung）所提的「集體潛意識」（collective unconscious）還要更深。它是將所有的生命及自然的一切——涵括人類、動物界、植物界、礦物界及其他無法觀察或感知到的所有層次——連結在一起的巨大思想、直覺、能量與資訊庫。若能夠從中汲取，我們就得以對那些無法有意識地知道的事物有著絕妙的洞見。靈擺讓我們得以連結如此龐大的知識庫，然而它本身並無法透露隻字片語，只會回應輸入的問題或刺激。在問問題時，它有三種反應，即「是」、「否」，以及「不知道」。這些反應係源自我們自己，但如果要說得更正確一點的話，它們係透過我們——即大自然整體的全象投影小宇宙——而來，而靈擺僅是將這些反應映現出來，轉譯成我們能夠觀看並認知的信號。

在使用靈擺時，請務必只用答案只有「是」與「否」的簡單問題來詢問。例如，請別這樣問：「我的動物是否生病，還有應該要給牠用粉晶嗎？」而是把這問句拆成個別的問題來一一詢問靈擺：「這個動物生病了嗎？」──是；「牠需要粉晶嗎？」──否，就看靈擺怎麼反應。另外在問問題時盡量客觀，像「我這禮拜會中樂透嗎？」應該不會有準確的回應，因為那就是一廂情願的想法！

許多人相信，長期使用水晶（以及花精）能幫助我們發展直覺面向，讓我們能藉由靈擺接觸到更為深邃的境界。說實在的，有些長期運用能量療法的人也是厲害的靈擺占測師，而我們也可以在具有強大心電感應及占卜能力的人身上看到靈擺占測技藝的極致展現。

開始用來練習的靈擺最好是單純、中性的木製款式。靈擺的用途頗多，以下是與本書有關的部分：

一、選擇要購買的水晶──用這問句來問：「這水晶是否適合我？」

二、為自己、他人或動物選擇用於療癒的水晶或晶華液。

三、確定某個水晶是否需要淨化或／及充能。

四、檢查脈輪*的狀況及整體的健康狀態。

五、進行遠距檢測或使用脈輪圖表*。

如果你之前並沒有使用靈擺經驗，在獲得某個感覺還不錯的靈擺時，別企圖在第一天完全掌握它的用法！這樣的態度只會帶來反效果，使你飽

＊ 請參閱本書〈脈輪及脈輪平衡〉（p.49）。

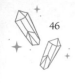

受挫折。練習的關鍵只有一個，就是放鬆，別太執意。為自己留些時間，退到不會受到打擾的安靜地方，也許先落實自己，或是做些一般冥想或放鬆，然後再拿起靈擺，以手指握著線，讓靈擺垂在指尖下5到7.5公分處。

　　你需要了解靈擺給予你的信號，所以第一步就是弄清楚這些信號的意思。放鬆下來，別有意識地移動自己的手，然後在腦海中思想或大聲說出這個要求：「請給我『是』的信號。」別強迫靈擺移動，僅是等待自身能量場的潛意識力量作用其上。此時，希望你會看到靈擺開始擺動，如果只有相當輕微的擺幅也別在意，只要多加練習就會進步。「是」的信號通常會是順時針方向的旋繞。

　　在練習一陣子並確定靈擺給你的「是」是甚麼信號之後，再來找出「否」的信號。其程序是一樣的——「請給我『否』的信號。」許多人的「否」會是逆時針方向的旋繞，但有些人的「否」則是左右方向的擺動，就像搖頭否認那樣。

　　如果靈擺看起來遲疑不決、回應微弱或完全不動時，大概是在表示「不知道」，代表你的問題也許不太恰當或者需要改換措辭。

　　就像磅秤在每次使用之前會進行歸零，在進行任何靈擺占測之前，最好都要確定「是」與「否」的回應方式，以確保自己總是能夠了解靈擺給自己的信號。藉由長期的練習，你會越來越信任自己對於靈擺的感知，到最後甚至可以省略這項準備儀式。有些習修者跟自己的靈擺非常合拍，完全不用準備就可直接使用，但這跟任何技藝一樣，只能靠耐心的練習才能達到如此境界。

　　我們的確可以完全靠邏輯來為動物選擇水晶及其他自然藥物，亦即以動物的症狀或問題來尋找匹配的特定晶石、晶華液或自然藥物，這是相當常見的作法。不過，有時會遇到不曉得該為某動物給予何種事物、需要指引的時候，靈擺就顯得非常有用，它就像是我們在無法確定的時候可以詢問的神諭。然而，請務必一直注意的是，別讓你的主觀喜好蓋過靈擺的自然反應。

　　如需為某動物尋找適合的水晶或晶華液，就將數個水晶或晶華液瓶在自己面前擺成一排。如果某動物不在現場，就在腦海中回想牠的形象以與牠連結，這樣做的目的是在為某動物與水晶的能量搭起橋梁或連結，而靈擺就像是連在這些線路的檢測儀器，向你回報測量結果。現在以一隻手從靈擺的線將它拿起來，另一隻手則伸出一隻手指，一一碰觸個別水晶或晶華液瓶，並等候靈擺的反應。假設靈擺從十個水晶中挑出三到四個水晶，你可以再檢測這些挑出來的水晶以更加確認自己的直覺選擇。如果使用的是水晶實體，你還可以接著運用脈輪圖表來詢問這些水晶該擺在動物的哪個部位或是其周圍（請參考本書〈使用脈輪圖表〉（p.53）），可以用手指指著代表特定脈輪的色塊並等待靈擺的回應。為有在現場的動物（或個人）進行占測也是同樣的程序：耐心保持安定，拿著靈擺直接從動物身體的海底輪一一往上檢測，或是用手指著脈輪來檢測也可以。

　　若要占測上百種水晶或晶華液，其實只要幾分鐘就可搞定。習修者通常會把他們的晶華液分裝在不同的盒子，每個盒子內有十到十二種晶華液。他們會間先占測各個盒子，出現「否」的盒子就擺在一邊，至於出現

「是」的盒子，就把裡面的晶華液拿來一一檢測，然後將選到的瓶子擺在一起。當靈擺做出選擇之後，就要靠習修者來決定治療的組合方式，像是哪款晶華液要先使用等等，而靈擺也可以運用在這個細部調整的階段。事實上，許多習修者在工作上十分倚重靈擺，因為他們發現靈擺所給予的資訊總是符合現況，足以完全信賴。在使用水晶實體時，也是用同樣的占測步驟來進行。

　　靈擺的運用有一種質樸的美感。即使許多人在一開始會發現這些概念難以接受，甚至有點吃不消，但它裡面真的沒有什麼神祕可言。一旦開始使用靈擺，你將會開始將它視為真正的朋友。

脈輪及脈輪平衡

　　我們在本書的第一部探討過脈輪的概念，意即它們是支持氣場與肉體的能量藉以流通的無形門戶。脈輪也許會過度活躍，也就是說太過敞開，而使過多能量進進出出，或者它們會不甚活躍，甚至關閉，不讓足夠的能量進來。過動的行為會是脈輪過度活躍的結果表現之一（導致這表現的脈輪應該是海底輪，而當海底輪不活躍時，就會有導致昏睡、疲勞的可能性）。如果你有去查找哪些水晶會與海底輪共鳴的話，就會看到紅寶石、血石與黑膽石，它們或多或少都能用來治療過動或昏睡的狀況。所有用於治療的水晶，都能夠藉由特定的單個脈輪或多個脈輪的組合來調節、平衡能量的流動。而在脈輪平衡個案中，數種水晶會用來同時影響數個失衡的脈輪，算是協助維持一般健康的良好方式。就像運動習慣與健康飲食，你不需要等到動物真的生病才做脈輪平衡。

　　人類的主要脈輪有七個，而有些人宣稱動物的脈輪數量比較少──甚至沒有脈輪，這想法真是奇怪呢！我們個人則覺得動物身上的脈輪數量沒道理一定比我們少。牠們對於針對脈輪的水晶擺置反應很好，用靈擺占測牠們的脈輪部位也會得到清楚的結果。此外，我們的直覺也會說，我們也是動物，跟那些長毛的朋友、身披羽毛或鱗片的朋友有著許多相似的地方。如果沒有心輪，動物將無法去愛──但牠們是可以的，許多動物顯示出比人類還要更為偉大許多的無條件之愛；如果沒有喉輪，動物將無法表達──但是牠們做得到喔！因此為了符合本書宗旨，我們將假設動物的

精微能量體構造含有跟人類一樣的七個主要脈輪。某些讀者也許會認為這樣也許過於擬人化,但我們相信,當我們知道如何藉由動物的行為解讀牠們的高階情感與靈性特質時,就會清楚看到牠們與我們雖然是不同物種,但彼此的差異其實還滿小的。

七個主要脈輪的排列如下:

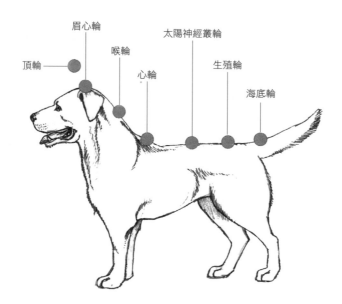

能量是透過每個脈輪點出入氣場與肉體，並傳布到整個有機生命。若從上圖的狗兒尾巴開始往頭部看，就會有：

一、海底輪（the base chakra），傳統上是以紅色為其象徵，位於脊柱的底部與尾巴相連，並對應到腎上腺、動機與能量。生存及繁殖的意志根植於這個脈輪。

二、生殖輪（the sacral chakra），傳統上係以橙色為其象徵，對應到生殖系統、性慾及性功能。

三、太陽神經叢輪（the solar plexus chakra），傳統上係以黃色為其象徵，對應到肝臟、胰臟、胃腸及神經系統。

四、心輪（the heart chakra），傳統上是以綠色為其象徵，關聯到愛與恨、同情或無法同情他者、憤怒與忠誠，在肉體層面則是對應到與肺臟有關的疾病。

五、喉輪（the throat chakra），傳統上是以淺藍色（light blue）為其象徵，掌管甲狀腺、喉部本身及頸部區域的能量。它也連結到溝通及個體表達，以及個體解讀、連結自身周遭世界的能力。

六、眉心輪（the brow chakra），傳統上是以暗藍色（dark blue）為其象徵，關聯到感知與洞見（例如心電感應），以及情緒面向（例如恐懼），肉體層面的關聯則是耳、鼻、左眼及神經系統。

七、頂輪（the crown chakra），傳統上是以薰衣草紫色（lavender）為其象徵，係個體與宇宙能量的連結，在人類是對應到靈性，在動物則是牠們與大自然的和諧性。它在肉體層面的關聯則是右眼及松果體。松果體的功

能在西方常規醫學文獻的紀錄相對較少，但其原因僅是對它的了解很少而已（有些教科書甚至乾脆不提它）。相較之下，它在東方醫學得到相當的重視。世界知名的自然療法師強‧德‧弗利司（Jan de Vries）曾將其描述為「連結宇宙能量的天線」，而當它受到干擾的時候會影響整個身體。由於動物的生活比人類更加貼近自然，牠們的松果體比人類還要長得更大、發展得更好。

至於那些與脈輪關聯的色彩，請留意以下的敘述：

脈輪本身並沒有色彩，然而藉由世世代代的累積，每個脈輪最後都有視為相等的特定關聯色彩。色彩療法領域向我們顯示，色彩本身會有特定的能量振動，而且也會影響肉體。雖然分配到各脈輪的顏色也許是採其象徵之意，然而古人的智慧則認為它們不只如此。

脈輪平衡僅是如何沿著動物的身形擺置不同水晶的技術，我們會為海底輪選擇能夠與其呼應的某顆水晶、為生殖輪能夠與其呼應的某顆水晶，後續一直到頂輪的各個脈輪也是依此進行。從不同的水晶中挑選出能夠回應特定脈輪者的作法，使你能為個別動物的脈輪平衡工作進行精細的調整。本書附錄的〈水晶與脈輪的對應表〉（p.186）讓你能夠一覽哪些水晶對應哪些特定脈輪。

　　我們在前面有說過可以為還算健康的動物做脈輪平衡，然而這並不是需要頻繁進行的調整，因為動物的脈輪平衡狀況通常比我們人類還要好呢！

　　然而動物若不太健康，就得為牠們身上的個別失衡脈輪頻繁進行平衡。我們可以使用靈擺確定出失衡的脈輪，你應會發現靈擺所揭露的資訊會對應目標動物的疾患。例如目標動物患有腎病，而當你從海底輪往頂輪用靈擺一一檢測時，會發現它在生殖輪區域的反應為「否」；對於曾經遭受虐待、身心受創的動物，靈擺也許會在心輪區域出現「否」的反應；而動物若有能量相當低落的情況，通常是海底輪部分關閉的表徵。如此一來，藉由這些探知的資訊，你就能夠依照需求選出一些水晶來為目標動物重新平衡能量。

使用脈輪圖表

　　我們可以使用多色的脈輪圖表來得到同樣的結果，而且你也能用彩色筆自行繪製此類圖表。

　　你可以依自身喜好來繪製此類圖表的形狀，也許是半圓形或是圓形，或是像前頁圖片所顯示的由左至右的脈輪排列方式，或是從下往上排列，然而如何排列並不是重點所在。在使用脈輪圖表時，先在自己的直覺心智中連結目標動物，想像它的模樣並將自己的思想與感受延伸到牠那裡。在做遠距個案時，若有目標動物的照片或一撮皮毛當成「存在證明」（witness）來用的話會很有幫助。在進行占測時，一手拿著靈擺，另一手則依序指向

脈輪圖表顯示的個別顏色，在過程中注意靈擺的反應。只要稍加練習，你應會發現靈擺對於脈輪圖表呈現的「是」與「否」反應，會跟占測現場動物時的表現一樣。藉由這樣的作法，你就能夠視需要隨時進行脈輪檢測，依此調整水晶治療的處方。

為獲救或受虐的動物使用水晶

　　不幸的是，許多動物承受來自人類的不當對待，那些被救出來安置在庇護所或收容中心的動物算是比較幸運，擁有找尋新家的機會。而為這些受苦的動物提供新家的人們，真是非常慷慨且值得表揚。不過令人難過的是，對於那些已被拯救出來，但身心極度受創、過去飽受虐待的動物，人們會低估重新安置牠們的難度。在某些案例中，動物所承受的恐怖慘事只能靠想像來推估，而這段在牠們心中烙下的經驗，使牠們即使在面對最能照顧、關愛牠們的飼主時都難以建立起親密的關係。在那段被妥善照顧的時期，牠們錯失自己這一生最需要的事物，即跟某個家庭形成充滿愛的親密關係，於是通常最後又被送回庇護所。

　　如果你真有這樣的機會，決定要去領養某隻動物，不論那是貓、狗、小馬、驢子、兔子或倉鼠，請向庇護所的員工或前飼主請教牠們的過往歷史，越詳細越好。許多動物都會有已知的過去歷史，至於過往不為人知的動物，就只能從牠們的行為來猜測。請留意任何恐懼、緊張、侵略傾向、自殘的表現，以及其他出乎預料之外的行為。而且還要盡量確定自己如要

領養這隻動物，真的有能力可以設法處理牠的狀況。在這之後，才做出最終的決定。

　　任何動物在到新家時都需要協助安置，特別是那些有艱苦過往的動物更是如此。當你帶著領養的動物回家時，對牠們而言也許會是充滿困惑與衝擊的第一次經驗，這就是開始使用水晶或晶華液的時候。**煙晶**（smokey quartz）會有安撫的效果，並能幫助動物適應周遭環境的改變。此外，動物在肉體層面若有壓力相關的腹瀉情況，煙晶也會有很大的幫助。**翡翠**（jadeite jade）也能協助那些對於突然的改變感到很有壓力的動物，特別是那些因恐懼而產生侵略表現的動物。這裡要記住的是，動物對人類表現的侵略行為絕大多數都出自恐懼，所以無論是實質或口語的懲罰，都完全無法為動物的問題提供有效可行的解決之道。

　　我們深深地感覺到的是，任何獲救的動物、任何具有艱苦過往的動物，無論有沒有在庇護所待過，均應接受情緒創傷的治療，無論這些創傷過往是否已知都是如此。情緒創傷包括驚恐、挨揍或長期處在恐懼或受苦的狀態。也許該動物被迫挨餓，或是遭受某個人的不當對待，長期生活在這個人給予的恐懼之中。當你越去了解這隻獲救的動物，就有可能看出一些徵兆，像是某匹馬害怕看到高大人物、棍棒或繩索，讓你能對那動物在過去所發生的事情有些想法。當狗兒在你隨意舉手抓頭或拿咖啡杯時出現畏縮或失禁以表屈從的行為時，你可以確知這隻狗還沒忘記那段不愉快的過去，動物的記憶可以維持很久。我們認識某隻成年大丹狗，牠很有自信，然而在看到水管時會有恐懼的表現，因為牠還記得小時候隔壁鄰居

隔著柵欄用冷水噴牠的殘酷情境。我們治療的另一隻狗則是一直害怕看到藍色的牽繩，但是牠不怕紅色的牽繩，這使我們想像這隻狗的過去傷痛經驗應該跟藍色牽繩有關，像是某人用藍色牽繩綑綁牠或打牠。動物跟人類一樣，也會對那些觸動記憶的影像、聲響甚至氣味產生不理性的懼怕或反應。水晶療法讓牠們有機會釋放這些深鎖內在的恐懼、有毒的記憶，使牠們能夠回到比較正常的生活。水晶療法所具有的卓越彈性與安全性，讓我們能根據經驗做出猜測並依推想進行治療，並且也知道自己即使猜測錯誤，其治療也不會造成傷害。

在處理那些不隨時間消逝而留存至今、不處理的話必定反覆觸發的過往虐待「印痕」時，**東菱玉**（aventurine）是重要的治療水晶或晶華液。如果動物已經有壓力到顯現防禦性侵略行為，特別是該行為係針對特定人選時（通常是男性，暗示該動物在過去有挨過某位男性的毒打），就要使用**粉晶**（rose quartz），它是處理這類病例時非常重要的水晶。過往曾遭受人類不當對待的動物，當牠看到同樣身為人類的我們靠近時，能夠怪牠先入為主認定我們也會這樣對牠嗎？ 牠怎會知道我們懷有善意與關懷呢？ 如果易地而處，難道你就不會採取突襲嗎？ 若要舒緩動物於那段難熬的生活累積在心中的怨恨（即關閉心輪），粉晶會非常好用，其治療能幫助動物放下牠們的恐懼與憤怒，並發展出能夠再度信任的空間。而**金**（gold）除了能在這方面為粉晶予以有效助益，也能強化任何給予目標動物的單方或複方晶華液之功效。

黑膽石（hematite）則是另一種用於許多獲救動物的關鍵水晶礦石，能夠幫助那些過去身心受創、目前活力欠佳的動物。它在這方面的表現近似

巴哈花精（the Bach Flower Essence）的**野玫瑰（Wild Rose）**，該花精能夠幫助變得麻木、冷漠的動物。黑膽石的實體或精華液會提升、振作目標動物的情緒，然而它對肉體的影響還要更大，除了增強能量之外還協助鐵質的消化吸收。

　　如果你繼承或領養的動物過去曾有身心受創，而牠現在生病的話，請依平常的方式帶牠去找獸醫治療，但請別低估以下的可能性，即牠的過往經歷至少會是肉體病症得以發展的部分原因。我們都知道慢性壓力會弱化免疫系統對付疾病的能力，甚至因此誘發癌症。動物也是如此，所以在任何治療過程中，如果也去治療過往創傷的話，將會幫助動物恢復健康。

　　有許多動物之所以流落到庇護所或收容中心，是因為牠們來自失能且通常充滿暴力的家庭。牠們見識到各式各樣的爭論、吵架，看到不快樂的人們在互相嘶吼、尖叫並傷害彼此，或是人們因酗酒或嗑藥而表現出令牠們害怕或無法預期的行為。如同我們之前提過，動物不會忘記這些經驗，而曾經見識這些不愉快事件的動物，會在你家出現吵架與情緒爆發的時候變得非常生氣，即便那只是偶爾發生的情況也是如此。任何壓力、婚姻不和、家庭問題、人際嫌隙與爭論質疑，都會影響這類動物。但話說回來，我們自己也應當要有能力在家庭生活避免這些事情吧！不過，每個家庭都有一本難唸的經，因此家中客廳若放一顆**紫水晶簇（amethyst）**，可以幫助創造比較和諧安詳的氣氛。至於明顯對我們自己的情緒低潮感到很有壓力——亦即所謂的海綿效應（sponge effect）——的動物，**黑碧璽（black tourmaline）**會有很大的幫助，它也能跟其他對治過往虐待、身心創傷的水

晶一起使用，並藉由保護動物不受現在的負面情緒刺激，幫助牠們癒合情緒層面的創傷。

在動物訓練時使用水晶

　　在動物訓練時，水晶能夠發揮重要的影響，不論是年輕動物的正式教育或是不當行為的矯正均是如此。雖然水晶跟花精一樣，在動物訓練師的圈子還不怎麼有名，然而它們在這領域所具有的高度效用，讓我們期待在不久的未來它們的使用會更加常見。

　　首先，我們所說的動物訓練是指什麼呢？ 訓練一詞有時會讓人想像到嚴格、沒有彈性的生活管理，像是新兵訓練那樣！然而本書所稱的訓練，係發生在需要教導某動物如何反應或是出自何種理由的情況皆是。許多動物是直覺地學習事物，然而牠們有時需要給予引導才行。因此，從教導馬兒第一次走進拖車到教導山羊別為食物猛撞暴衝，從幼貓訓練、狗的進階服從訓練與到警犬訓練等等，都含括在動物訓練的範圍。無論我們進行何種內容，好的訓練都是以連結、信任、耐心、相互溝通與專注作為架構，而我們能夠藉由運用水晶獲得並強化這些品質。

預備訓練

　　在開始訓練動物之前，無論對象是仔犬或是年輕馬兒，與其建立起親密關係會是相當重要的環節。許多人得到的動物是心懷恐懼、身心受創，或是僅是沒有受過適當的社會化訓練。像這樣的動物，若立刻投入訓練的話，除了徒勞無功之外，還有可能造成弊大於利的傷害。遊戲與玩耍可以給予很多正面的心理建設，然而運用水晶將能大為強化這段過程。

　　如果動物在訓練之前就已出現恐懼的行為或看似非常敏感、容易緊張的話，應該可以嘗試運用**東菱玉**看看，其實體或晶華液對於動物因壓力及過去的創傷造成的緊張很有幫助。你不需要完全知曉該創傷的所有細節，甚至也不需要百分百確定創傷是否存在！不過，如果某動物的心智仍留有過去恐懼或創傷事件的印痕，使用東菱玉晶華液數週將有助於緩解。

　　此外，受訓動物與訓練師若能經常併用堪薩斯神石（Boji Stone）與赫基蒙水晶（Herkimer Diamond）的話，會有不少好處，它們能幫忙創造彼此之間的強力情感連結，還能強化雙向的直覺溝通。無論動物是否害怕，這種組合都能使用，而且動物與訓練師雙方在真正開始訓練之後的進展，也會令人刮目相看。

動物訓練過程

對於動物訓練過程中會出現的各種問題與障礙，能夠幫得上忙的水晶礦石還真不少。**紫黃晶（ametrine）**對於表現出心神渙散、過動、注意力短暫的年幼動物很有幫助。**紅玉髓（carnelian）**在這方面也很有用，對於那些看似心思不知飄去哪裡的動物也有效。有些動物，特別是幼仔，例如接受第一次課程的仔犬，也許會對周遭正在發生的眾多事物感到相當吃不消，因此表現出困惑以及缺乏心智專注力。對於像此類情形及其他感官超載的狀況，都可以使用黃水晶來協助動物。

紫水晶可以額外用於莽撞、狂野及容易興奮的動物，像是活潑的小公馬，或是正處於青春期的狗兒，想要衡量自己對付你的能力。它對於從輕微反叛到完全不配合的許多案例都有效果，不過你或許也需要正視自己與該動物的階級關係，講白一點就是讓大型動物輕蔑地對待自己絕對不是甚麼好事！如果你覺得支配問題正在浮現或已經成形，亦即動物正藉由表現力量或威脅來嘗試將自己的領導地位壓過你，或者總是相當固執，看似蔑視你的訓練努力時，可以使用**鉑（platinum）**。不過如果事態已惡化至此，你應當要做的是離開訓練場地、矯正你與該動物的關係，之後才能回到訓練。

左右腦的概念現在已常在訓練時引用，著名動物訓練師也有在運用這概念，像是訓馬師派特・帕瑞里（Pat Parelli），以下是他在獲得極高讚賞的《自然的人─馬關係》（*Natural Horse-Man-Ship*）教育課程中的說法：

　　在描述馬兒的思想狀態時，我會用兩個術語，即「左腦」與「右腦」。當馬兒處在「左腦」狀態時，牠們會運用腦部的思考面向，鎮定地處在心智的學習架構，並思考如何因應種種狀況與要求。當處在「右腦」狀態時，牠們不再思考，而是依直覺反應，這種情況通常出現在「戰或逃」的生存模式，此模式沒有可供思考的餘裕。

　　馬是傾向「逃跑」的動物，其本性真的非常右腦。然而我們常專注在訓練的另一種動物也是如此，那就是狗。雖然狗算是掠食性動物而不是被捕獵的動物，然而牠們也一樣傾向在訓練過程掉入分心、不思考、感官運動不協調的行為模式。對於所有動物而言，**螢石（fluorite）**都是平衡左右腦特性的優秀工具。分心、注意力渙散的動物，對於訓練課程的記憶會有困難，也會因為心智的過載而開始喪失注意力，然而牠們可以藉由螢石的協助重新專注心智，更能清晰思考自己被要求要進行的事情。我們有遇到某隻年輕狗兒，牠不了解自己所收到的指令，因此只會就此放棄而躺在地上，而在運用螢石的晶華液之後，牠很快學會撿物回返的技巧。有趣的是，據說螢石能夠提升智商呢！

　　另一種能夠協助左右腦平衡的晶華液是**孔雀石（malachite）**，它相當有用，特別是與**紅寶石（ruby）**結合使用的時候。我們是在治療某隻心靈受創的四歲夸特馬（Quarterhorse）時發現此項組合。當時這隻名為蒙大拿的夸特馬曾陷在帶刺線欄中動彈不得，雖然肉體沒有受傷，但其情緒已嚴重受

創。而我們當時用來治療心靈創傷並得以緩解的花精與晶華液組合當中，恰好同時含有紅寶石與孔雀石。當牠完全恢復的時候，牠的飼主珊卓拉再度開始訓練牠。由於飼主手邊還有用剩的複方晶華液，她無意中發現，只要在訓練日開始時餵給蒙大拿數滴晶華液，牠會變得更加專注與自信，對於訓練課程的吸收速度變快，而且看似更常思考，行動更有邏輯。在珊卓拉跟我們回報這項觀察之後，我們也感到好奇，就從原先並非用於協助訓練的治療組合當中，仔細檢視能有這類效果的晶華液。經過調查之後，我們了解蒙大拿訓練過程的強化效果係出自兩種晶華液的組合，即紅寶石與孔雀石。於是，我們為另一個在訓練狗兒方面有問題的客戶提供這兩款晶華液，亦出現同樣的訓練強化效果。自那時起，我們多次使用這兩者的組合，如果訓練係屬於精細、精準方面，需要額外的感官運動協調，例如敏捷度訓練或是花式騎術訓練，通常還會併用螢石。這些藉由平衡左右腦所得到的正面效果，證實派特·帕瑞里及其他人的相關發現。

對於光與輻射的曝露

接下來要講的動物治療領域常被忽視。動物以及一起同居的人類通常容易遭受某種強大且非自然的影響，使其活力降低，甚至使其重病，但我們卻不知道自己每天時時刻刻都在承受此種影響。那麼這種影響是什麼呢？我們又能怎麼辦呢？

我們得要面對的最糟環境汙染之一，就是光與輻射。在現今時代中，能源的生產為我們帶來物質層面的舒適與便利，它為我們帶來隨時可以取用的電力，包圍我們的整個人生；它為我們帶來微波爐，而其奇蹟就是我們不再煩惱如何實際料理自己的食物；它為我們帶來手機，使我們能在搭乘計程車的時候發送電子郵件訊息。藉著充沛、無盡的人工能源，我們在自己的周遭打造出看似十分美妙且豐富的世界。就在此刻，身為作者的我們正享受它所帶來的好處，運用便利的個人電腦來輸入這些文字。

然而我們每個人都在支付相應的超級昂貴代價，即我們每天都在接收已達有害層級的背景輻射，等於每天都在毒害自己，可能毀壞自己、子孫與動物的健康。

現在的我們傾向認為只有在核爆之後，輻射才會高到破表而產生問題。但事實上，我們持續暴露在電視、電腦、煙霧偵測器、手機、家中所有其他電子用品的輻射，家宅外面的輻射級數還會更高，其來源係廣播電塔、氣象預報儀器、微波收發塔、高壓電線、變電設備及醫事Ｘ光等等許多事物，更別提核能電廠的廢氣排放及核武測試，而這一切的累加對健康構成重大的威脅。

一直以來，我們總是被告知（資訊來源通常是具有既得利益的政黨）相關的輻射層級是安全的，只要它們低於某個層級就完全不用擔心。然而這些標準是誰制定的呢？ 事實是，輻射沒有所謂的安全層級。我們，還有我們的動物，無論此刻是在家中或戶外，都在承受這些隱形力量所導致的

傷害。約翰‧大衛森（John Davidson）絕佳著作《輻射》（*Radiation*）一書，為輻射的本質、來源以及對於我們的影響做出詳盡且科學的解釋。

　　外科獸醫理察‧皮特凱恩（Richard Pitcairn）是強調此問題的少數動物專家之一，他在與蘇珊‧哈伯‧皮特凱恩（Susan Hubble Pitcairn）合著的《狗與貓的自然健康之道》（*Natural Health for Dogs & Cats*）詳細闡述此事。皮特凱恩夫婦強調，動物若罹患癲癇、血液病、行為方面的混亂或任何癌症，其飼主應要慎重考慮該項病症係由某種形式的輻射誘發或為其主因的可能性。而他們更進一步引述的一些輻射相關問題，則有基因問題（像是天生缺陷與突變）、生理層面的干擾（造成血球、荷爾蒙及生化過程的改變），以及身體的疾患（像是頭痛、活力低下、掉毛、掉羽毛、白內障、感官運動失調、失去平衡感及衰老）。

　　在近期研究中，美國北卡羅來納州的科學家將人的血液暴露在低層級的手機輻射，而他們總是觀察到發生在基因層面的改變，而且血液中出現高量具有微核（micronucleus）的細胞。癌症專家會把微核的量級當成是罹癌高風險的診斷指標（在一九八六年的車諾比核災之後，科學家為住在核電廠附近的孩童進行抽血檢查時，也是在檢驗微核，而那些驗出高量微核的孩童會被認為具有非常高的罹癌風險）。另一項在聖路易斯的研究，則顯示手機的輻射會使小鼠的組織細胞產生微粒。

　　而對於處在極低頻（Extremely Low Frequency, ELF）能量場域（例如高壓電線的周圍場域，方圓數千英呎都是其範圍）的動物之實驗，其結果更是讓人害怕。皮特凱恩夫婦是這樣寫的：

（極低頻能量場域）已被發現有下列影響：

◆ 干擾大鼠血液的化學平衡；

◆ 減緩鮭魚及鰻魚的心跳；

◆ 干擾賽鴿尋找返巢路徑的能力；

◆ 改變小鼠的荷爾蒙，使其出現生長遲緩或慢性壓力的徵狀；

◆ 使蜜蜂不再儲存蜂蜜與花粉，使其相互殺戮並遺棄或封閉蜂巢（蜂巢
　一旦封閉，裡面的蜂群會窒息而死）。

　　若把蜂群當成人類社會縮影來看的話，上述對於蜜蜂的影響真的讓人
感到憂心，會使我們懷疑自己到底創造出什麼樣的世界。與這行星的進化
歷程相比，人類僅是為了獲取經濟利益及便利，轉眼間就在自然環境及無
辜的動物界製造混亂與破壞。當然，如果要反轉這種遍及全球的趨勢，需
要在觀念方面出現重大革新才能產生明顯的改變。而在等待反轉的此刻，
身為個人的我們能夠做些什麼來保護自己的健康，以及那些被我們無意中
牽連到這種不自然事態的動物們之健康呢？

　　在治療動物的個人經驗中，我們有遇到輻射毒害的病例，有發生在家
中者，也有室外的案例。本書後面有個案的分享，其中兩個個案顯示背景
輻射的問題對於動物的影響有多大，以及水晶在協助處理那些負面效應的
過程。如要解決這類問題，水晶會是不可或缺的部分。

　　本書所提到的一些水晶，還有許多沒提到的水晶礦石，都能提供針
對輻射的毀滅性能量之防護，而其方式即是強化肉體與精微體的電磁耐受

力。石英家族全員，像是**粉晶、紫水晶、黃水晶**及其他眾多水晶，能夠協助防護各種輻射類型。在電腦、電視附近放一塊**孔雀石、黑碧璽**或各種石英，就能為電器散發的輻射減少負面的效應。

許多水晶都能刺激免疫系統，而強壯的免疫系統也有助於防護此類外來負面影響力量，並使這些力量更難誘發疾病的狀態及病蔭（miasm，對於特定疾病有著遺傳性的易感傾向）。**黃水晶、白水晶與金**在這方面特別有用。另一種對動物有害的事物——然其對象多為已經生病或受傷的動物——就是獸醫在常規診療過程中使用的輻射。有的時候，為了檢查骨折、異物、團塊或腫瘤，理所當然必須使用X光儀器。然而每當動物照X光時，都會接受大量的有毒輻射，會永遠留在體內並累積起來。而獸醫診療中另一個常見的輻射暴露方式，即是用於治療嚴重病症（例如癌症）的輻射療法。**粉晶**與**黃水晶**在鐳的防護方面特別有用，所以最好讓那些接受X光醫事檢驗的人或動物服用它們的晶華液。

以下的晶華液及花精的組合，能夠協助抵銷動物的身體曝露在此類輻射中所承受的傷害：

◆ **晶華液**（五種全用）：
黑碧璽、黑色電氣石、黃水晶、白水晶、孔雀石、粉晶
◆ **花精**（二種擇一）：
美國加州花精協會（FES, California）**的西洋蓍草特殊配方**（Yarrow Special Formula），含有**西洋蓍草、山金車**（Arnica）及**紫錐菊**（Echinacea）的花精。

或是

澳洲灌木花精（Australian Bush Flower Essences）**的磁波保護花精**（Electro Essence），含有**倒掛金鐘花**（Bush Fuchsia）、**克羅威花**（Crowea）、**穗邊紫羅蘭**（Fringed Violet）、**毛拉花**（Mulla Mulla）、**木瓜花**（Paw Paw，又稱木瓜花）以及**瓦瑞塔花**（Waratah）的花精。

註：花精配方可由國際花精研究推廣中心（IFEC）取得，請參考本書附錄所載的連絡資訊。

調製方式：將五種晶華液及一種花精各滴四滴到容量為三十毫升的治療瓶中（請參考前面的〈自行製作晶華液〉（p.42）），使用劑量則是一天四到五次、每次四滴，直到整瓶用完。

有些人也許會參考以下的建議來進行後續的補充治療：

◆ 順勢療法的**鐳**（Radium），稀釋強度為30c。*

◆ 由所有十二種組織鹽（tissue salts）組合而成的單一複方（商品名為 Bioplasma），例如德國 Dr. Reckeweg 品牌的產品。這種細胞更換療法（cell replacement therapy），嚴格來說並不是順勢療法，然而它可以進行一段時間以建立生命力。*

---

* 關於順勢療法藥劑與組織鹽的劑量，也許要請教專業順勢療法治療師或順勢療法獸醫。

適用於動物的療癒水晶陣

下列資訊有部分係依蘇與西蒙・歷里夫婦（Sue and Simon Lilly）的研究來調整，而我們已經發現它們用在動物時，跟用在人類時一樣有效。我們也用圖來表示水晶的擺放位置，但請注意它們並沒有依照比例來繪製喔！

一、紫水晶陣（THE AMETHYST LAYOUT）

這會用到八塊大小差不多的紫水晶，擺放位置如圖所示。如果使用的是單尖的紫水晶，把尖端往內朝向動物擺放。

紫水晶陣的功效有：

◆ 產生放鬆感受

◆ 協助動物處理壓力與焦慮

◆ 使心智安靜下來並安撫緊張的感受

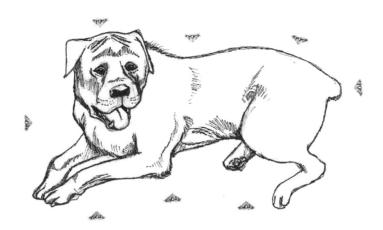

二、月光石陣（THE MOONSTONE LAYOUT）

這會用到五塊月光石，請按照圖示擺在動物的周圍。

月光石陣能夠協助處理以下狀況：

◆ 生殖輪及太陽神經叢輪的阻塞

◆ 荷爾蒙失衡

◆ 與消化系統與腹部區域有關的問題

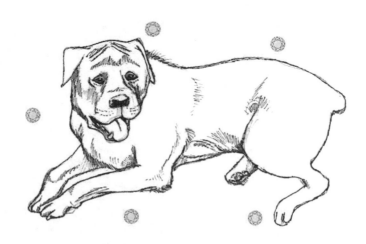

三、煙晶陣（THE SMOKEY QUARTZ LAYOUT）

這會用到十二塊單尖煙晶，在擺陣時它們的尖端是朝外擺放。

煙晶陣的功效有：

◆ 協助復原過程

◆ 協助處理近期的任何驚嚇或創傷

◆ 去除毒素

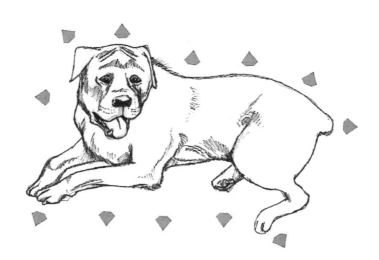

四、黑碧璽陣（THE BLACK TOURMALINE LAYOUT）

這會用到八塊黑碧璽，其擺法像是在排先後兩個十字，第一個十字係對準動物的頭頂、臀底、左側及右側，然後在這四處各以順時鐘方向移動幾度的位置擺上第二個十字。

而黑碧璽陣的助益是：

◆ 清除肌肉的疼痛與扭傷

◆ 保護動物不受負面情緒能量影響（即海綿效應）

◆ 重新平衡骨骼結構（幾乎像是某種「水晶整脊」療法）

◆ 使身體全面放鬆下來

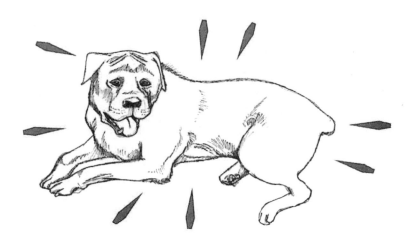

五、白水晶三角陣 (THE CLEAR QUARTZ TRIANGLE LAYOUT)

這個簡單的水晶陣只用到三塊單尖白水晶，其擺放位置如圖所示。這陣型可以聚焦在身體的特定部位（例如動物的某隻腳掌），也可以在晚間擺在動物的睡床周圍以支持病後復原過程並增進生命力（只要動物願意接受白水晶能量的話）。

白水晶陣的效用有：

◆ 增進生物體整體的能量

◆ 療癒受傷部位

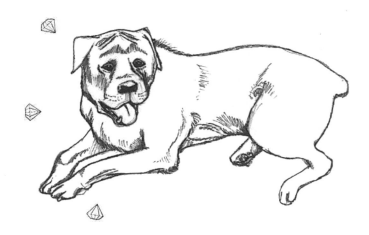

六、粉晶陣 (THE ROSE QUARTZ LAYOUT)

這個陣型會用到十二個大小差不多的小塊粉晶或粉晶滾石。

粉晶陣能夠協助處理以下狀況：

◆ 動物的侵略性與恐懼

◆ 過往創傷與虐待所產生的影響

如果先以晶華液治療目標動物的負面情緒當中最糟糕的部分，之後再使用粉晶陣的話，會更有效果。

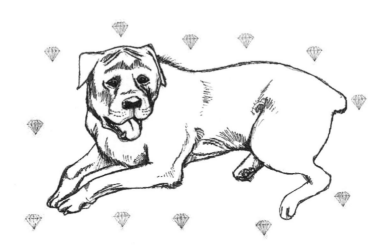

第三部

水晶資料檔

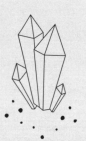

Content Healing

〈水晶資料檔〉是本書的核心，將三十種常見水晶礦石依其英文字母排序的使用指南。不論是動物的主人或照顧者，若有這些水晶礦石，基本上就能因應各種狀況，所以它們適合當成全方位優良治療套組的基礎配備。後列各種水晶資料都會有以下項目：

◆ 一目了然的運用摘要，列明各別水晶可以協助動物療癒的心智／情緒、行為或身體方面的問題。這摘要會分成兩部分，其一是**療癒性質**，係指出個別水晶的正向療癒屬性與效能；其二是**運用指示**，係列出個別水晶適合用來療癒的負向情緒狀態及身體的不適症狀。

◆ 個別水晶與身體的脈輪、能量中心之對應關係。

◆ 個別水晶的外觀簡述，以幫助讀者從眾多水晶礦石中辨認之。

◆ 關於治療馴養或野生動物的特定資訊，係依據本書作者與其他治療師、作者的研究。

◆ 特定主題若已於本書詳細述及，則會指引讀者參考那些部分以獲得深入了解。

在使用指南之後，則是動物常見的不適與狀況索引表，含括心智／情緒、行為及身體等層面。請利用這個索引表以迅速找出對治特定狀況的水晶礦石，然後再參考個別水晶礦石的使用指南。

最後則是六種複方晶華液，可以使用在多種特定目的。動物照顧者若已備妥單方晶華液，那麼調製複方會很簡單。

水晶使用指南

琥珀
（Amber）

療癒性質	吸收並驅逐負向能量
	在許多層面支持療癒過程
	增強對疾病的免疫力
	具鎮定、撫慰效果
	具解毒、淨化效果
	具恢復元氣、強壯及保護效果
運用指示	衰老
	過敏
	關節炎及風濕病
	氣喘
	膀胱問題
	感冒
	憂鬱
	消化問題
	感染
	腸道問題
	復原緩慢
	呼吸系統問題
對應脈輪	太陽神經叢輪、喉輪

就技術層面而言，琥珀並不是水晶，而是有機物質。有看過電影《侏儸紀公園》（Jurassic Park）的人，應該都會知道琥珀是樹脂化石。其顏色可為黃、紅、棕色，甚至也有綠色，但其最常見的顏色就跟它的名稱一樣——琥珀色。

琥珀是具有多樣治療特性的石頭，其影響力能夠滲及整個生物體，並在許多層次協助強化療癒的過程。它從古時候開始，逐漸被視為是具有保護、解毒及淨化等功能的物質，能夠吸收肉體與心智／情緒領域的負面能量並予以排除。在肉體層面，它使生物體對於過敏原、感染、感冒、氣管與氣喘問題的耐受性變強許多。這特性使琥珀成為一整年都用得到的重要水晶，特別是冬季，動物在那時通常比較容易受到感染，特別是免疫力已因年齡或其他病症降低的動物。那些跟冬季或年老動物有關的病症，像是風濕痛及身體僵硬，琥珀也能有所幫助，幫忙把疼痛帶出去。

琥珀的保護性影響力可以擴及治療腸胃不適（這是狗常見的問題）以及膀胱的問題（像是貓常見的膀胱炎）。對於這些疾患，將一塊琥珀放在靠近出現病症的部位就能有所幫助，也可以使用晶華液，無論是放在食物或飲水中服用，或是輕柔揉進皮毛裡面。（如果動物容易有這些病症，也可以將琥珀裝入小袋子，袋口縫緊之後掛在動物的頸圈。）琥珀將會幫助安撫目標動物的不適，帶來放鬆與寧靜。

在心智與情緒層面，琥珀也同樣表現出保護、淨化的作用。它能用於協助安撫人與動物的沮喪，也會幫助引出較為深厚的平靜與正向感受。

經常使用琥珀的話，無論是實體或是晶華液，都將有助於更新與強化整個身體系統。

紫水晶
（Amethyst）

療癒性質	舒緩因失去心愛對象或與其分離而造成的傷痛 可視為通用的安撫鎮定晶石 在訓練年輕好動的動物時能有所助益 撫慰處於恐懼或承受壓力的動物
運用指示	哀慟與悲傷 無定向感 恐懼 恐慌發作 消瘦、憔悴 分離焦慮 訓練問題
對應脈輪	眉心輪、頂輪

　　紫水晶是相當常被使用的水晶，會是你的水晶收藏當中的重要成員，不論是實體或晶華液都是如此。它是石英家族的一員，顏色則從紫羅蘭色到暗紫色都有。有些還帶有基岩的紫水晶簇真是非常美麗！不過若拿紫水晶去曬太陽的話，就要注意它可能會褪色，最好是用月光為它充能。

　　對於失去自己所愛的對象而產生的哀傷，紫水晶能夠有所幫助。只要聽過那些與動物共居的人們所訴說的傷心經驗，就會知道那樣的難過就跟人的喪親之痛一樣，甚至可能更加強烈。無論辭世的是家中人類親屬或動物成員，全家都在痛苦，因此在這段難過的期間使用紫水晶會對大家有所幫助（請參考本書個案〈托比、瓊安妮與克麗歐〉（p.166））。

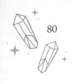

這裡講的失去所愛的對象，並不一定是指這個對象的死亡。當動物因任何理由與自己的朋友、伴侶及照顧者分開時，也許會經歷我們人類也許會稱之為「悲痛」的高強度情緒壓力，而紫水晶或其晶華液能夠撫慰牠們，幫助牠們通過那段在失去之後不可避免的難過時期，不致因此流失過多生命力或變得容易染患疾病。因此，在治療那些被迫與自己的照顧者、伴侶分開一段時間的動物出現的分離焦慮時，紫水晶的運用十分重要。分離焦慮的典型例子，即是那些得在狗舍、貓舍或檢疫區待上一段時間的動物，因思念自己的飼主而變得消瘦憔悴。還有許多其他病例是原本完全沒有病痛的動物，在被迫分離一段時間之後染患嚴重的病症，甚至瀕臨死亡。對動物而言，壓力是非常具有破壞性的力量，這一點跟人類一樣。而壓力所帶來影響，即是降低整個身體系統的生命力、向入侵的感染源（例如細菌、寄生蟲）大開門戶，更嚴重的是壓力有機會誘發潛在的病因，即對於特定疾病有著遺傳性的易感傾向，並以出乎意料之外的方式具現，從皮膚病到癌症都有可能。另一種能在失去或分離之後提供支持、幫助效能低落的身體系統不致生病的水晶，就是**紅寶石**。

若論對於人類的治療，紫水晶通常用於治療失眠與惡夢。至於對動物的治療，我們發現紫水晶對於那些在夜裡獨處時感到相當寂寞、恐懼、危險或脆弱的年長或生病的動物很有幫助。我們曾經治療一隻會在晚間陷入恐慌、失去定向能力的老狗，在牠的睡床旁邊放一塊紫水晶就能幫助牠睡得安穩、不受干擾。

　　紫水晶是適合放在家裡的石頭，可以算是一股能夠影響整個家的安定力量。中型尺寸紫水晶很適合擺在家宅房間（例如客廳）的中央，除了能當成吸睛的裝飾之外，只要經常淨化與充能的話，它就能幫助清除那些處在背景、會影響家中眾人與動物的大量負面事物。

　　在訓練性情急躁的動物時，像是野生、容易興奮的年輕公馬，也能用紫水晶來協助（請參考本書〈在動物訓練時使用水晶〉（p.58））。

紫黃晶
（Ametrine）

療癒性質	平衡過多或耗盡的能量狀態 幫助動物了解「何時該停下來」 安撫激動不安的動物 具提振精神與恢復元氣的效果
運用指示	憂鬱 疲勞與耗損 過動 性慾亢進 能量低落 神經質 訓練問題 無法控制的行為
對應脈輪	太陽神經叢輪、眉心輪、頂輪

　　紫黃晶也是石英家族之一，這種較為少見的水晶係為**紫水晶**與**黃水晶**的組合，兼具兩者的性質與顏色。它運用在顯出過動徵兆的年輕動物很有效果，像是跟同窩的兄弟姊妹或其他狗兒玩過頭的幼狗，即使已經耗盡力氣、需要休息，仍然失控地過度亢奮。另一方面，由於它的頻率能對上太陽神經叢輪，所以能夠增強能量，為疲憊、倦怠或沮喪的動物提供提振精神的效果。

　　牧羊犬時常表現出充沛的活力，像是邊境牧羊犬與德國牧羊犬，然而這樣的特質有時會干擾訓練，甚至使牠們變得失控地緊張不安。如果動物

的失控問題並不是源自無聊、缺乏運動或不恰當的飲食，紫黃晶就能幫助牠們冷靜下來，讓牠們了解何時「應該停止」。事實上，紫黃晶的晶華液可與巴哈花精的**馬鞭草**（Vervain）花精結合而發揮出更好的效果。我們已將這複方精華命名為「馬鞭草紫黃晶複方」（Vervatrine），並常用於處理過動、難以訓練的動物（請參考本書〈在動物訓練時使用水晶〉（p.58））。

　　動物若有明顯過動行為，請一定要去確認膳食是否為其原因。某些食物對特定動物而言並不適合，體型、年齡及運動程度也有關係，如果行為問題真的與膳食有關，你將會發現自己所進行的水晶療法幫不上忙喔！所以也可以逆向思考，如果遇到某隻「過動」或「發瘋」的動物完全對水晶療法沒有反應，改變膳食應是你優先思量的項目之一。如果該動物在運用水晶之後平靜下來，你就知道問題應該不是膳食。

　　性興奮也會導致過動狀態，甚至強烈到使動物感到焦慮。我們曾經處理過一隻獅子狗（Pekingese），每當牠的獚犬（Spaniel）伴侶進入發情期時，牠都會因性的渴求而抓狂，而在被拒絕不能接觸伴侶時，可憐的獅子狗有時看起來就像心臟病快要發作那樣。我們當時併用紫黃晶以及「馬鞭草紫黃晶複方」精華，相當有效，使牠能夠平靜下來。在服用數滴精華之後，這隻小狗開始安定下來，並在服用三到四次之後總算可以入睡。當然，我們不能全靠紫黃晶來阻擋自然本能的渴望，也不能用來取代發情期的動物隔離措施或視情況必須進行的絕育手術，然而有的時候還是需要紫黃晶來緩和如此極端的焦慮狀態。

東菱玉
（Aventurine）

療癒性質	強化對於充滿壓力的狀況之耐受性 可用於按摩 療癒情緒層面的傷痛 增強自信 安撫處於恐懼的動物
運用指示	恐懼 面對壓力時的沉著鎮定 過度敏感 過往受虐經驗 曾遭受虐待、忽視、棄養，現正接受重新安置的動物 表現勇氣
對應脈輪	心輪

　　屬於石英家族成員之一，其顏色多為寒色系的淺綠色，明顯表示它可以處理動物的多種情緒問題，特別是恐懼及緊張。它特別適合那些非常敏感、容易緊張的動物，這些動物很容易受到驚嚇，或是沒有甚麼明顯原因即感到焦慮。有這種傾向的動物通常是屬於被捕獵的動物，像是兔與馬，其自然本能會持續警戒掠食者。不過，雖然這是正向的生存本能，但在某些案例中，它會使動物對於枝微末節的事物過度敏感。像是純種馬（thoroughbred）這類容易激動且高度近親繁衍的馬，牠們若在騎乘或一般

照顧中緊張不安，就會變得相當難搞，如果牠們在路上對任何移動事物大驚小怪，真的會很危險。而東菱玉能使這樣的馬湧現更為篤定的平靜與自信，是這方面相當重要的水晶之一。而東菱玉也有益於緊張的騎師，因為通常看到的狀況會是馬本身並沒有失衡，只是自然反應自己從騎師那裡接收到的緊張。在馬群之中，所有成員都會指望領導者予以精神支持，如果領導者表現出害怕的話，其他成員都會認為這是應該恐慌的時候！如果領導者表現出平靜、沒有憂慮的話，其他成員就會曉得目前一切都沒問題。所以，如果我們想要成為有擔當且堅毅不搖的馬群領導者（這是我們在與馬群相處時應有的表現），想跟牠們有著正面的親密關係、避免日後出現馬欺負或咬傷人的問題，那麼保持相當的平靜與放鬆會很重要。如果騎師與馬一起使用東菱玉，騎師原本會經驗到的眾多問題將大幅減少。

　　包括靈猠（Greyhound，俗稱灰狗、格力犬）及獴犬在內的特定犬種也會有容易緊張的傾向，這對於要在選秀場合展現狗兒的人們來說會有問題。動物若在選秀台上緊張，必定導致失敗，而飼主在看到自己的動物處在緊張狀態時，也會感覺壓力很大。如果在選秀活動之前二到三週開始每天給動物使用東菱玉晶華液的話（雖然應該不需要在這麼提早使用），就能大幅降低激動緊張程度。至於馬與騎師，飼主最好能與自己的寵物一起用這款精華液，因為動物很容易對焦到我們的焦慮。東菱玉的力量會使我們在面對具有壓力的狀況時，不會被事態過度影響。

　　有些動物不僅繼承緊張的傾向，甚至會因創傷、受苦或不當對待而更加發展這傾向。動物若具有艱難的過往，或任何從動物庇護所或收容中心

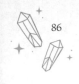

來到你家的任何動物，即便我們並不清楚牠們過去受創細節，牠們都能因東菱玉受益。它的治療過往創傷之特性，使它成為相當頻繁使用的水晶，但究其原因，係承受前飼主殘酷對待的動物其實非常多，真是讓人難過。有些受虐動物在換到比較有愛的環境之後，似乎能夠自行調適得非常順利，然而對於在情緒方面特別敏感的物種來說，像是馬以及某些犬種，除非予以一些治療，不然永遠無法恢復。馬的記憶維持非常久，終其一生都會記得自己所受到的創傷與挨打。許多靈提在被賺錢至上的賽犬產業拋棄之後，終其一生都背負當時被無情飼主殘酷冷血遺棄的創傷。對於這種深沉的隱形創傷，請考慮用東菱玉來幫助療癒。

至於如何看出動物是否曾經受到凌虐或殘酷對待，請參考本書〈為獲救或受虐的動物使用水晶〉（p.54）。

若要與獲救或過去曾受虐待的動物建立真正的親密與信任的關係，可以將東菱玉的晶華液混入護膚油進行按摩治療。許多動物對於接觸療法的反應十分良好，而上述的使用方式還額外增加東菱玉的功效。任何清爽不油膩的基底油，像是甜杏仁油（sweet almond oil）或黃金荷荷芭油（golden jojoba oil），都非常適合這種用法。

黑碧璽、黑色電氣石
（Black Tourmaline）

療癒性質	平衡及調節荷爾蒙 幫助動物適應被帶到人類生活圈的狀況 防護背景輻射 幫助動物防護人類的負面情緒 校準身體 逆轉因壓力造成的傷害
運用指示	荷爾蒙失衡 肌肉拉傷與疼痛 輻射 骨骼問題 海綿效應 接觸人類時出現的壓力
對應脈輪	海底輪

碧璽、電氣石具有多種色彩，然而這一種係為墨黑色，另名鐵電氣石（schorl）。有些動物容易接收飼主的負面狀態，而這種水晶礦石能為牠們提供絕佳的防護。特別是經常與人為伴的動物，像是養在家裡的貓、狗、鳥及囓齒類等動物，牠們會需要黑碧璽。當動物接收或反映照顧者或飼主的負面情形狀態、吸收並累積其負面能量時，牠們會因所謂的「海綿效應」而受苦。

能由黑碧璽獲益的動物還有另一類，即還未習慣接觸人類、但被突然帶至人類世界的野生動物，例如動物園的動物。我們得要了解，身為人類

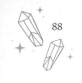

的我們會帶著大量的壓力與負面事物，雖然我們認為自己可以承擔得起，但對動物來說，這些事物即是一股非常強大、明顯易見的負面能量，如果接觸過久的話，許多動物將會生病或喪失活力。

安德芮亞・弗雷旭達（Andrea Freixida）是生物學家兼花精治療師，住在巴西聖保羅（Sao Paulo, Brazil）並於當地執業。她的個人診所名為「拜歐佛娜」BioFauna，與當地的鐵特生態公園（the Park Ecological de Tiete）有合作關係，而該公園係為拯救的野生動物之復原處——牠們原本被捉去當成珍奇寵物（exotic pet）來賣——待日後釋放牠們回歸叢林。這當中被人類棄養者還真不少，而安德芮亞經常使用黑碧璽以幫助這些動物克服牠們對於人類的接觸經驗。事實上，這方法相當有效，所以她與阿拉斯加花精計畫（Alaskan Flower Essence Project, AFEP）（該計畫有包括寶石、水晶的晶華液）的創始人史帝夫・強森（Steve Johnson）將黑碧璽納入配方名為「**動物照護**」（**Animal Care Formula**）的功能性複方精華液。

對於電腦及其他電器產生的背景輻射所導致的負面效應，黑碧璽也是主治的水晶礦石之一（另請參考〈孔雀石〉（p.132））。不論形式為實體或是晶華液，黑碧璽都適合為那些處在輻射場域、無法自行避開問題來源的小型籠飼動物（例如倉鼠、天竺鼠、小鼠與鳥）提供保護。

我們都知道在辛苦一整天之後，累積在體內的壓力會造成肩膀緊張，有時還會引發背痛，而做些舒緩身心的按摩能夠有效去除這些壓力。情緒層面的壓力通常會跟肌肉／骨骼問題合併出現。因此這裡就要提到黑碧璽的另一個特性，即它在肉體層面能夠緩和那些因留滯在體內的緊張所造成的問題。拿數塊黑碧璽在個人或動物周圍擺陣，將能幫助緩減各種僵硬與

疼痛。它看來具有重新校正骨骼架構的效用——我們治療的一位女士，原本需要經常找整骨醫生調整大腿內側的韌帶問題，然而在接受幾次黑碧璽陣的個案之後，經驗到完整的康復，而且到目前還是如此。它的治療特性也同樣適用於動物，只要是四肢有僵硬與疼痛的狀況，黑碧璽都能予以相當不錯的協助，特別是該項僵硬疼痛症狀係接在某次創傷或某段壓力時期之後出現，或是動物得在人類家庭呈現混亂狀態時（像是頻繁爭吵、婚姻破裂、嚴重的財務問題等等）一起同住，那麼可以考慮使用黑碧璽，因它能同時處理情緒層面的原因及肉體層面的具現。動物的行為就像是鏡子，為我們照出自己到底哪裡出錯。雖然這是好事，不過動物有可能在過程中受苦，因此我們有責任回頭幫助牠們，以報答牠們的恩惠！

（關於運用該水晶的額外資訊，請參考本書〈黑碧璽陣〉（p.71）。）

黑碧璽在肉體層面的另一種治療特性，則是能夠協助平衡、調節荷爾蒙濃度。當過度的壓力把動物的整個系統推到失去平衡時，荷爾蒙的失衡會對動物造成影響，而黑碧璽能夠校正因壓力造成的情緒失衡，使肉體層面的荷爾蒙失衡能夠跟著自行校正過來。我們大膽推論，動物與寵物在肉體層面的任何問題，幾乎都是由壓力與海綿效應間接引發而成，所以各種疾病的各種治療幾乎都能夠併用黑碧璽。

暴露於各種強度的背景輻射當中，會對荷爾蒙的平衡造成負面的影響，這是已知的事情。因此，協助防護此類輻射的黑碧璽也有平衡荷爾蒙的功效。如果你的動物被診斷出荷爾蒙失衡，可將此水晶併用於該病症的治療，特別是那些與人同住且經常待在或睡在錄放影機、電腦及其他散放輻射的電器旁邊的動物。

血石
（**Bloodstone**）

療癒性質	幫助、支持內臟 提升能量 為肝、腎、脾解毒 增加整體的氣力與活力 淨化血液 對應血液疾病
運用指示	急性與慢性蹄葉炎 貧血 從冬眠甦醒的動物 血流不止的傷口 血液疾病 便祕 復原期 疲勞與耗損 中暑 腎臟問題（請給獸醫評估） 循環不良 中毒
對應脈輪	海底輪、心輪

　　正如其名，血石對於血液有著很高的親和性，其外觀也反映這一特性，即綠色調的石頭上面有似血滴般的紅斑。

在援助、支持許多種重要器官方面，血石是非常重要的水晶，可以當成淨化劑、解毒劑來用。它有助於整體的健康，增加生命體的氣力並支持其抗病及復元能力。具有淨化、更新及增加能量等特性的血石，能使病後逐漸恢復的動物大幅受益。此外，如果動物在患病過程中接受大量的藥物治療，牠們會需要幫助，以清理積存在器官的毒性物質，而這就是血石的額外效果。因此，對於任何在病後漸癒的動物，我們都會推薦使用血石，實體或晶華液均可。

當動物看起來疲憊不堪、無精打采或是缺乏能量時，只要你確定該動物並沒有生病，就可以運用血石來幫助牠。在夏天，當動物沒有警覺到自己已經曬太久而導致中暑時，可以用血石來治療，亦即當動物發生中暑時，就用摻有數滴血石晶華液的大量清水為動物浸浴。我們最近一次使用這方法是我們家的白公鴨杰何巴，牠在大熱天走離自己的池塘太遠，所以中暑到走路呈之字形，而血石在牠身上很快發揮作用。

血石對於血液有數種效果：幫助預防及治療貧血，而傳統上會用它來幫忙擋住血流往傷口移動，還有它會為引發結痂不良或癒合緩慢的血液進行重新平衡。由於它能清潔、淨化血液，所以它也被用於白血病的治療。

血石可以用在馬的急性或慢性蹄葉炎（laminitis）之治療。由於它還能改善血液循環，因此更有助於治療此病，改善通往四肢的血流並強化肝臟。由於馬與小馬容易罹患此病，所以在進入春季青草最為繁茂的時期之前，最好能以數週時間，每天在飼料中添加血石晶華液給馬食用。請注意：蹄葉炎沒有特效藥，而且這還是嚴重的病症，甚至可能致死！因此我

們在這裡建議，請把血石當成良好的馬兒健康管理當中的防護計畫之一部份來使用。

　　對於已經服用大量常規藥物（特別是抗生素）的動物，或是動物曾暴露在殺蟲劑中（例如殺蚤噴劑及其他毒劑），我們一般會建議使用血石。它的晶華液可加在動物的飲水中作為週期性的排毒措施，而且能夠支持肝臟與腎臟。另一項有效做法則是將血石浸在水裡（最好是過濾水或無氣泡的礦泉水）過一個晚上，第二天將血石取出，將水用來當成寵物的飲水。這作法在大熱天很好用，因為作出來的水可以當成動物的能量飲料。

　　由於血石能夠支持疲憊或虛弱的身體系統，並使該動不動、該流不流的東西能夠再度動作、流動，所以它也被用在冬眠甦醒緩慢的動物，推牠們一把。在運用血石的病例中，有一病患是某年春天鄉間路邊的刺蝟，當時的牠看起來還在半睡半醒的狀態，非常無精打采到幾乎無法在地面移動。而找到牠的人擔心牠是否生病，所以就帶牠去看獸醫，結果一切正常，後來就用血石使他恢復活力。在幾天之內，這隻刺蝟就完全清醒過來，在野放時顯得非常高興，很有活力地逃進草叢中。我們認識的一位獸醫，有用血石來協助治療一隻寵物龜，因牠也是看似冬眠甦醒困難。血石提供一點額外助力，使那隻寵物龜能夠從漫長的冬眠中醒過來，而且變得更加「活躍」──當然這是指寵物龜真正應有的活躍模樣啦！

　　血石也可以用在單純的便祕狀況。不過如果動物的便祕較為嚴重而且持續甚久，請一定要帶牠去看獸醫，因為這有可能是嚴重疾病的徵狀。如果是單純的便祕，就將血石晶華液摻入動物的飲水，通常一兩天之後就能有所緩解。

藍紋瑪瑙
（Blue Lace Agate）

療癒性質	安撫一直發聲、執意要求得到關注的動物 具有降溫、鎮定的效果 舒緩身體與心智層面的發炎與發熱狀況
運用指示	憤怒 會主動尋求關注的動物 咬傷與螫傷 發情（雌性） 發燒 暴躁、脾氣不好 發炎 疲倦且發炎的眼睛
對應脈輪	喉輪

　　藍紋瑪瑙是具有細緻天藍色紋的石頭，它能幫助降溫並帶來撫慰。該石頭的外觀即暗示泰然與鎮定、放鬆與舒服的心智狀態，遠離煩躁與惱怒。而藍紋瑪瑙的效用就跟它的外觀一樣，能為使用者引出平安、泰然的感受。不論是在面對充滿壓力、煩擾心神的意外事件時突然湧現的暴怒，或是深藏於內、慢火悶燒的怒意，它都能發揮平靜怒意的效果。動物若常表現脾氣暴躁或是心情一直很差，這水晶也許可以對牠們大有幫助。當然，調查牠們會有如此表現的「原因」也是挺重要的，因為那樣的怒意通常多出於恐懼、不安或尚未解決的過往創傷。

藍紋瑪瑙的運用關鍵字就是「熱」。無論哪裡有熱、無論熱是在情緒或肉體層面，都能用藍紋瑪瑙予以平息、撫慰。它會中和「紅色」能量，即熱、火與熱烈情緒的能量。「發炎」（inflammation）一詞的字面即是「火燒起來」（on fire）的意思，所以身體任何部位的發炎都能用藍紋瑪瑙來幫助該處自行復原。例如蚊蟲螫傷，如果螫傷處的皮膚發熱、發炎，就能用一塊藍紋瑪瑙或其晶華液外敷以緩和症狀。

藍紋瑪瑙也有可能對發燒與體溫變高的動物有所助益，然而我們會催促飼主一定要帶動物去找獸醫檢查，以確定這種體溫變高的狀況不是更為嚴重的病症之徵候。

老狗常有眼睛呈現疲憊發紅的狀況，可使用冷敷墊或袋，上面滴有數滴藍紋瑪瑙晶華液。這樣的做法除了能夠降低眼睛的發熱及不適之外，也能幫忙鎮定該動物在心智層面的煩亂與挫折。

雌性動物在發情期時——會描述為「慾火中燒」（in heat）——也能使用藍紋瑪瑙來幫忙減輕牠們的緊張、心煩意亂的行為。發情的情緒也許會引發苛求、強迫及需索注意力的行為。不過這狀況有時跟訓練有關，例如狗兒被「教」會要去需索注意力，因為牠每次這樣做都會得到摸頭或撫摸的獎勵。像這類的問題，其實只要我們多加覺察動物回應我們的方式，通常就能解決。然而，喉輪若有失衡的動物，也許會變得非常愛叫及苛求關注。由於藍紋瑪瑙對應喉輪，它能有效幫助常以叫聲尋求注意的動物鎮定下來，像是不斷吠叫或嗚咽的狗兒，或是一直喵喵叫以尋求注意的貓兒。

堪薩斯神石
（Boji Stone）

療癒性質	協助身體組織的再生與療癒 增強能量流動並強化經絡 強化動物與人類之間的調和及協同行動
運用指示	人與動物之間缺乏夥伴關係共識 復原緩慢 曾遭受虐待、忽視、棄養，現正接受重新安置的動物 訓練動物
對應脈輪	適用所有脈輪，特別是海底輪

　　暗沉的堪薩斯神石是比較不起眼的水晶礦石，其外表就像是乾掉的泥團，然而它的療癒特質卻是十分耀眼。

　　堪薩斯神石會以某種深奧的鼓舞方式，協助、激勵動物與其照顧者彼此對焦，以相互的信任、溝統與尊重形塑出強力的雙向連結。就這項特性而言，它近似美國加州花精協會的**大波斯菊**（Cosmos）花精。如果動物及其照顧者都有使用堪薩斯神石——最簡便的方式應為雙方都服用堪薩斯神石晶華液一段時間——它會協助促進兩者之間有著更好的共識與關係。許多人在談到他們的動物時會這麼說：「牠看起來不太理我的樣子。」、「牠都不回應我。」而當動物看向我們的時候，無疑也會發現我們對牠們的了解真是少到不行，因此這條溝通線路必定斷在某處。如果你正面對這種狀

況，堪薩斯神石應是此類問題的解套方式，至少能在處理時幫上大忙。

　　堪薩斯神石的這項特性，使它成為上好的訓練助力。那些注意力不太集中的動物，原本不太回應飼主的需要及命令或看似只對自己的事情比較有興趣，在使用堪薩斯神石的實體或晶華液之後，其願意回應的程度改善很多。因此任何想要跟某隻動物形成夥伴關係的人，應當考慮使用堪薩斯神石，例如騎師、有使用工作犬的農夫、動物訓練師、軍犬及警犬的領犬員、騎警，還有依賴引導犬的視障人士。人與動物之間的關係若需要變得更加強烈、更加相互依賴的話，堪薩斯神石的能量所帶來的可能影響就越顯得更加珍貴。而需要它的人不只如此，還有獸醫師與獸醫助手、動物治療師與協力人員、動物救援與復健中心的工作人員等等，事實上，只要是有跟動物沾上邊的人，在讓自己與自己照顧的動物使用堪薩斯神石之後，應有可能看到非常好的效果。然而若要這樣做的話，最便利的方式應是人與動物均服用堪薩斯神石晶華液數週，劑量為每天四到五次、每次四滴。當然，該項治療也可無止盡地進行下去，不會有任何風險或問題。

　　在肉體的治療面向，堪薩斯神石具有全面性的療癒及組織再生的性質，強化所有脈輪以及在脈輪之間流通連結、為身體各處傳送能量的經脈。因此堪薩斯神石能夠促成並協助強化任何肉體疾患或傷勢的療癒過程。

紅玉髓
（Carnelian）

療癒性質	增強自信與能量 強化觸感 幫助心智聚焦及專注 改善食慾 增加想要活下去的意願 於動物生病期間維持生命力 刺激年長動物的心智與身體機能
運用指示	憂慮 生命能量逐漸衰亡 無法聚焦 自信低落 能量低落 食慾不振 憂傷的年長動物 訓練問題 生病期間的虛弱
對應脈輪	生殖輪

　　橘色的紅玉髓對治那些抱怨自己總有恍惚、無法完全清醒的感受或是愛做白日夢的人。在動物的治療方面，它能用於心神渙散、無精打采、身心皆缺乏能量的狀況，還有心智無法聚焦及維持注意力在某事物上等狀況。因此，它是另一種可以在動物訓練時與**堪薩斯神石**併用的協助工具。

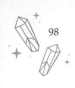

它的治療特性不僅能應付訓練問題，也適合用於對生命毫無興趣、缺乏行動、沮喪或自信低落的動物。由於這些症狀也許是疾病潛伏期的徵兆，所以最好還是要帶動物去給獸醫診視，那麼紅玉髓就可與治療病症的療法一起使用——當有健康疑慮時，它除了能夠支持順勢療法的治療，而且還能在必須進行的壓制性對抗療法中維持動物的生命力。紅玉髓的能量也能增加食慾，由於許多生病的動物會因不想進食而變得更加缺乏營養，所以這特性算是額外的好處。

沮喪與無精打采有時並不一定是疾病的徵兆，而是動物在年齡增長時逐漸失去生命火花的象徵。年長的動物，特別是狗，會隨著年歲增長而變得害怕及缺乏自信。牠們會越來越內縮，變得不願意離家，因為牠們感覺待在家裡可以有比較多的保護，因此牠們缺乏必要的運動，從而使其健康低落的狀況更加嚴重。紅玉髓在打破這類惡性循環時特別有用，它會協助刺激動物的心智與肉體機能，鼓勵牠們更有興趣玩耍、運動、出門、食物與過活。

另一適合使用紅玉髓的對象，則是騎術學校裡面已經退休不用工作的老馬，牠會變得沮喪，並在田野中孤獨自處。當我們想到心情難過的獨居老人所呈現的退化狀況，那麼就能明白那些情感細膩的動物（例如馬）為何會就此放棄、凋零。

此外，紅玉髓還有另一個很棒的特性，就是強化觸覺。它是適合把玩、撫摸的有趣石頭，有時感覺相當柔軟，甚至讓人感覺它會被自己的手指捏扁，有時又感覺相當堅硬、沒有彈性。其他使用者也有提到，在處理

或攜帶紅玉髓一段時間之後，他們的手指觸感變得更加敏銳許多。因此，攜帶紅玉髓實體或是服用它的晶華液之作法，會有益於使用接觸技法的訓練師與治療師，像是琳達‧泰靈頓（Linda Tellington）的泰靈頓接觸法、茱莉‧賽勒斯（Julie Sellors）的接觸學習法（Contact Learning）、按摩或其他手觸（hands-on）療法（例如靈氣）。

櫻桃紅蛋白石
（Cherry Opal）

療癒性質	支持術後恢復 增加能量與活力 淨化血液 幫助恢復 加速組織再生 支持分娩過程
運用指示	恢復期 疲勞與耗損 復原緩慢 產後恢復 術後恢復 虛弱
對應脈輪	生殖輪、頂輪

　　蠻多人相信蛋白石會帶來不幸呢！然而事實完全不是如此，賈葵・柏吉斯（Jacquie Burgess）在其著作《生活水晶》（Crystals for Life）為此提出解釋，稱這種傳言係由十九世紀的鑽石產業所散布，以暗中破壞當時正大受歡迎的蛋白石產業。

　　櫻桃蛋白石對於接受手術之後的動物很有幫助，無論是平常的去勢、絕育手術或重大的救命手術均是如此。它能加速組織再生並加快療癒，因此它特別有益於復原狀況不佳或緩慢的動物（或人）。它在這方面的效用近

似順勢療法中經常使用、比較多人知道的**山金車（Arnica）**藥劑。就術後恢復而言，櫻桃蛋白石在併用**玫瑰石榴石（rhodolite garnet）**時會因兩者的完美互補而有很好的效果，亦即櫻桃蛋白石能協助促進肉體、物質層面的恢復，而玫瑰石榴石的能量則專注在療癒那在氣場（即無形但確實存在的能量體）裡面的深長切口。此外，櫻桃蛋白石跟山金車一樣也有淨化血液的本領，還會為逐漸康復的動物增加能量與生命力。像這樣的雙重效用，使得櫻桃蛋白石成為人們的水晶或晶華液收藏中的無價之寶。

除術後恢復之外，櫻桃蛋白石還能協助動物的許多狀況，像是那些也許跟母獸走散而受到輕傷或是呈現虛弱疲憊的野生動物，例如幼狐、刺蝟或鳥類，櫻桃蛋白石能夠幫助牠們恢復健康，並為後續的野放加速儲存必要的氣力。

櫻桃蛋白石也能幫助剛生產完而耗盡體力的動物。在生產過程中，可以讓母獸服用櫻桃蛋白石晶華液數次以緩和不適並維持體力。如果動物的生產過程需要開刀，這石頭也能有所助益。像是懷孕的雌犬有時會出現子宮扭轉的狀況，這時就得進行剖腹生產以挽救母子雙方性命，那麼可於術後讓雌犬服用櫻桃蛋白石的晶華液，或是動刀區域附近放一顆櫻桃蛋白石，會使牠的傷口恢復迅速且乾淨。此外，還有一些水晶能夠合併使用以處裡雌犬所經歷的創傷，像是**金、月光石、黑膽石**，也許還有**煙晶**或**東菱玉**。

綠玉髓
（Chrysoprase）

療癒性質	支持消化系統 平衡雌性動物的情緒 增加生育力 在身體及情緒層面具有深度鎮靜效果 強化兩性之間的關係 促進情緒層面的獨立自主 療癒因分離造成的悲傷 調節荷爾蒙及發情期
運用指示	受孕困難 消化問題 假懷孕 荷爾蒙失衡 發情期不規律 易怒 也許可以為厭食的治療提供支持 雌性動物的情緒波動 神經質 消瘦、憔悴 分離焦慮
對應脈輪	生殖輪、心輪

　　這款吸睛的石頭呈現蘋果綠／酪梨綠的色調，特別對雌性動物或女人的許多問題有所幫助。我們常用綠玉髓來治療狗，並且發現它在穩定荷爾蒙失衡的表現時很有幫助，例如心情波動、焦慮或神經官能症。我們甚至還用它治療更為極端的病例，那是一隻出現厭食的雌犬，牠是自願、刻意讓自己挨餓，餓到使自己的健康迅速劣化。而我們那時使用綠玉髓的晶華液，除了使用噴瓶噴灑之外還有外敷，如此進行數天之後，小狗即恢復平衡並開始吃東西。這隻狗還有其他相關的荷爾蒙問題，即容易有「築窩」、「抱窩」的傾向，代表牠在經歷「假懷孕」的症狀，而這現象也在上述治療之後跟著消失。

　　我們也在某間動物救援中心對數隻雌犬進行實驗，牠們均是進入發情的過程有遇到問題或是發情期非常不固定，還有與之相應情緒問題，像是心情波動、焦慮、易怒等等狀況。我們發現當這些雌犬接受一段長達數週的綠玉髓晶華液治療之後，那些發情期遲遲未來的雌犬都突然開始發情，而具有心情波動者變得平靜下來，至於原本有假懷孕症狀的雌犬，其症狀也在治療後完全消失。**月光石**在這方面也有很好的效果。

　　由於綠玉髓具有平衡、調節荷爾蒙的功效，它也能協助因荷爾蒙濃度引發的懷孕問題。雌犬於發情期間若出現荷爾蒙相關的心情波動，有可能不願忍受雄犬的關注，這將明顯阻擋受孕的機會！綠玉髓在和緩這些雌犬的情緒起伏、易怒與敵意的效果，能使兩性之間的關係趨於變好。

此外,綠玉髓在治療動物的分離焦慮方面也很有用。一些特定犬種已知是「只為一人」的狗(one-man dogs),尤其是德國牧羊犬,換句話說,牠們的忠誠與愛非常集中在牠們生命中的某一個人身上。那麼當飼主出門休長假,或只是週末不在家,這些狗兒就有可能經歷急性的分離焦慮。對於具有此傾向的犬隻,若在分離發生的前幾天開始接受綠玉髓的治療,將能幫到牠們。我們的研究同僚約翰‧卡普曼博士(Dr. John Kaplan)發現,狗兒若經常使用綠玉髓晶華液,就能大為減緩分離焦慮的傾向。至於其他動物,也可能會在離開自己的飼主或同類伴侶時出現分離焦慮。貓有可能因為飼主在離開時把牠留在寄養處而變得消瘦憔悴,特別是亞洲的貓種,例如暹羅貓(Siamese),會常聽到其飼主描述牠們那「只為一人」的強烈忠誠比較像狗而不太像貓。馬也會在與最親近的人或馬分離時出現分離焦慮,並陷入沮喪。我們個人目前並沒遇到小型居家動物(例如小鼠、大暑與沙鼠)出現分離焦慮的病例,不過牠們也沒有發生這種狀況的理由,因為牠們雖然喜歡飼主的溫暖陪伴,但是在分別時並沒有表現出不同的感受。

　　由於綠玉髓作用在心輪與生殖輪,能夠撫平情緒問題,因此它也對一些消化問題有正面的效果,特別是跟動物的神經及神經官能症有關的消化問題。

黃水晶
（**Citrine**）

療癒性質	幫助集中注意力 賦予能量 強化免疫系統 為年輕動物減少對於環境的印象所造成的衝擊 防護輻射、壓力與驚嚇。 支持新生動物
運用指示	糖尿病 情緒或感官過度負荷 疲勞與耗損 免疫力低下 注意力低落 輻射暴露 突然的改變 訓練問題 脆弱、虛弱或衰亡的新生動物 遭受囚禁的野生動物
對應脈輪	海底輪、生殖輪、太陽神經叢輪、頂輪

　　呈現金色至棕色或橘色至白色的黃水晶是用途非常多樣的石頭，我們建議你的水晶收藏裡面一定要有黃水晶。

　　黃水晶在動物治療方面的重要效用之一，即是減低情緒或感官方面的過度負荷。當年輕動物進入人的世界時，喧鬧的噪音、擁擠的人群、移

動的車輛、紛雜的氣味以及其他多到不可計數的事物全在同一時間一起進行，所以牠們得要學習如何適應新環境塞給自己的大量影響與作用。使用黃水晶能夠幫助牠們適應、習慣那些奇怪且混亂的境況，像是被帶到街上，得要跟許多人共處，或是被帶去參加選秀或其他活動。那些地方所具有的大量視覺、嗅覺、聽覺刺激，會使牠們感覺疲憊、無法承受。像是心智疲勞、缺乏專注以及迷惑混亂，都是感官過度負荷的動物會出現的狀況。當年輕動物在早期訓練時變得迷惑混亂而無法了解自己所收到的指示時，能夠協助調節過度負荷情況的黃水晶對牠們而言是有用的助力（請參考〈在動物訓練時使用水晶〉(p.58)）。

從野外被帶到動物園的動物，也許會對新生活的大量活動與多樣經驗感到不堪負荷。黃水晶能幫助牠們重獲心智的清明與專注，並在整合多樣影響的過程中不會陷入心智呆滯的狀態。

「防護那些會使自己無法負荷而造成威脅的負面外界影響」——這概念對於肉體的健康也是相當重要。若就肉體層面而言，如果生命體無法負荷周遭環境對自己的作用時，那麼生命力對於那些會造成自身傷害的事物（像是疾病、細菌、驚嚇、壓力等等）之免疫力量就會降低。黃水晶會增加肉體的耐受力與抵抗力，因此它是非常適合用在新生動物的水晶，因為當牠們來到這世上、但還不夠強壯的時候，就會容易有時因立即、極端的變化而感到無法負荷。對於逐漸衰亡的幼犬（fading puppy）及任何在保命方面有困難的虛弱新生動物，黃水晶是相當有用的協助工具之一。

　　黃水晶也會防護背景輻射的負面效應。在電腦前面工作的人們，通常會在工作幾小時之後感到心智遲鈍與混亂，失去注意力與能量。由於這問題係由電器散發的輻射所造成，他們會發現黃水晶是有用的解藥。生活在家裡的動物，像是狗、貓、鳥、齧齒動物以及魚，都有可能受到這類影響而造成問題，也能因黃水晶的抗輻射特性受益。

白水晶
（Clear Quartz）

療癒性質	減緩情緒的極端變化 擴大並導引能量以改善恢復力及免疫力 清理、淨化血液 增強整體的生物能 中和那些抗拒恢復的負面想法及情緒阻力 防護背景輻射 減少疼痛、發炎、神經損傷及疤痕組織 可用於水晶按摩
運用指示	血液疾病 輻射的影響 神經緊張或歇斯底里的動物 發炎 免疫力低落 疼痛 循環不良 復原緩慢 拒絕接受治療 對治療無反應
對應脈輪	所有脈輪

最容易辨認的透明白水晶，通常被稱為萬用治療水晶，據說如果你只能擁有一塊用於治療水晶的話，那應該就是白水晶。現代科技將它用來放大及轉換能量，而它在治療方面的應用也反映這些性質。克里安照相術（Kirlian photography）顯示白水晶無論放在身體哪部位的附近，都會放大該部位的能量。經常使用白水晶，將有助於強化整個系統的生物能，並藉由提升生命力及強化免疫系統而正面地影響整體的健康。

白水晶在許多水晶陣裡面具有重要的功能，如果將單尖白水晶的尖頭擺置成指向疼痛區域的周圍，通常該區域的疼痛與發炎會有所緩和。若使用兩根單尖水晶，也許能增加能量的流動以穿透堵塞的區域，因此能夠協助處理血液循環不良、修復受傷的神經與結痂組織，並加快傷口與斷骨的療癒。而其作法，則是在不適區域的兩側各放一根單尖水晶，尖頭均朝內擺置，單次過程約十五到二十分鐘，並視需要重複進行。我們常用這項技巧治療動物的扭傷及其他小傷。而手觸療法運用白水晶的手法之一即是水晶按摩（crystal massage），亦即使用本書在〈水晶按摩〉（p.35）中所提到的水晶棒，可以用來作為一般療癒及脈輪平衡。

白水晶也會幫助清潔、淨化血液，並為針對嚴重血液疾病（如白血病）的療法提供支持。

白水晶會緩解許多過於極端的情緒狀態。貓若帶去獸醫那裡而激動到歇斯底里時，可以定時噴灑白水晶晶華液使牠能夠平靜下來。這方法也同樣適用於其他十分敏感的動物，像是純種馬、阿拉伯馬（Arab horse），也許會在照料、診視或安裝蹄鐵時激動到難以進行，就可以用這種方式。

動物難以接受治療的另一種少見原因，則是其抗拒的表現係出自情緒方面的障礙。每個治療師都會遇過「地獄來的客戶」，亦即為這些客戶進行的治療雖然見效，但他們就是不會定時回來接受治療並服藥。一般認為，這些人「還沒準備好」接受治療。而少數動物也會出現這種現象，牠們雖然看似了解有人要來提供幫助，但會抗拒一切治療作為。我們有處理過幾個類似病例，其中最嚴重者是一隻狗，牠會叼起放在周圍的水晶，然後把水晶拋到房間的另一邊。更讓人驚訝的是，即使是同樣的大型飲水容器，這隻狗能夠辨認裡面的水是否加過幾滴晶華液，總是拒絕加料的水。所以我們製作一瓶白水晶晶華液的噴霧，讓飼主在狗所待的房間到處噴灑。過了幾天，這隻狗開始接受水晶陣以及加晶華液的飲水。如同我們之前所言，這雖然是罕見的情況，不過你或許也會遇到喔！

　　白水晶可以用來防護家裡的背景輻射，亦即將數塊白水晶放在電腦、電視及其他電器的上面或其周圍。此外，小顆水晶可以牢固綁緊在寵物的頸圈，魚缸裡面可以放幾顆白水晶進去，而大到寵物必定吞不下去的白水晶，可以直接擺在牠們的籠子裡面。這些裝備能為家裡的寵物帶來非常正面的影響（請參考本書個案〈扎巴達克〉(p.170) 以及〈對於光與輻射的曝露〉(p.62)），然而請別忘記要定期為這些辛勤工作的水晶淨化喔。

　　白水晶能量頗為強勢且銳利，因此請要記住，動物對水晶能量的感覺非常敏銳，所以我們使用水晶時絕對不要違背牠們的意願，有些動物也許會發現自己有點吃不消白水晶的能量。當某動物不願接受白水晶時，你馬

上會知道，因為牠會掙扎或走開。如果有這樣的情況，儘管白水晶是當時最適合用來治療該動物的問題，也許需要換成**乳白水晶**（milky quartz）來試試看。乳白水晶具有白水晶的所有特性，然其能量鋒芒較為柔和，也許會讓動物感覺比較舒服。

銅
（Copper）

療癒性質	清理淨化整體系統 防護毒素傷害 舒緩關節與肌肉的僵硬及疼痛
運用指示	關節炎及風濕病 濕疹 受到感染的傷口 輻射暴露 中毒
對應脈輪	海底輪、生殖輪、太陽神經叢輪、心輪

　　這種具黃色調的金屬會減低身體組織裡面的發炎，因此它被用於治療關節炎與風濕病。許多人確信銅製的手鐲與手鍊對於疼痛與僵硬的症狀有所幫助，然而很少人知道，銅的晶華液不論是內服，或是揉擦在具有狀況的身體部位，也會有同樣的功效。*若對象是動物的話，這方法會比身上戴銅來得實際許多，並為患有關節炎及風濕病者帶來極大的改善。年長的馬與狗，特別是過去曾有競賽、運動的歷史者，許多都曾多次摔倒與肌肉扭傷（像是競速賽馬、障礙競賽馬、競速靈猩、敏捷競賽犬），所以牠們通常患有

＊ 請只用由具有聲譽的專業來源所製作之銅的晶華液。請勿在家自行製作銅的精華液，因為可能含有濃度過高的有毒成分。

關節僵硬以及陳年「戰傷」。若狗的運動一直不足，而且餵得太飽、縱容變胖的話，也常會罹患關節炎。當這樣的狗出現病症時，已經無法單靠改善狗的生活習慣來逆轉身體症狀，此時就要用銅去幫忙處理疼痛與僵硬的症狀。

　　與狗相比，貓出現關節炎的比例少見很多，也許是因為一般的貓待在戶外的時間會比一般家犬還要多出許多，所以在運動量的調節也比較自由。與老狗相較，老貓經常還是相當敏捷活躍，不過如果牠們還是發展出關節炎及風濕病的症狀，銅也會有所幫助。

　　若要對付手機發散的微波輻射所造成的負面影響，銅是此方面的專門藥方。當然，動物不會使用手機！然而牠們是由其他途徑受到這類輻射的影響。「二手菸」的危險已是眾所皆知，然而可能要再等個幾年，大眾才會比較關心「手機微波間接暴露」（passive cell-phoning）的危害。雖然其負面影響大多尚未明瞭，然而當對象處在手機使用者周圍特定距離範圍之內，影響就會變得比較明顯。對於動物與人，銅都能夠提供這方面的防護。而微波爐也會散出同類的輻射。

　　若在用於小傷的外敷藥糊或藥膏中滴入數滴銅的晶華液，就能協助去除不潔的東西與感染。古人還有用銅來治療皮膚的症狀，例如濕疹，而該病也許跟體內的毒性物質有關，因為它在現代——即食物營養貧乏、汙染及有害的常規藥物之時代——比過去還要普遍許多。

祖母綠
（Emerald）

療癒性質	為過度屈從的動物增加自信 鎮定、舒緩神經緊張的動物 吸出毒素及不潔事物 鼓勵情緒層面的獨立自主 可當成用於淨化的輕瀉劑
運用指示	便祕 過度屈從 吃到「不好的東西」 小型傷口 自信不足
對應脈輪	心輪

　　令人驚豔的祖母綠對於缺乏自信、過度屈從的動物非常有用。它主要用在犬類，因為狗的世界觀核心即是階級與地位，牠們對於自己在社會團體結構的位置非常清楚。當有人來家裡時，過度屈從的狗會傾向仰躺在地，甚至撒尿哀求，以表示「別傷害我──我只是小咖而已，完全沒有惡意。」特定種類的狗會比其他犬類更有這方面的傾向，而騎士小獵犬（Cavalier Spaniel）、靈緹、惠比特犬（Whippet）及喜樂蒂牧羊犬（Shetland Sheepdog）算是其中幾種最容易卑躬屈從的犬類。雖說如此，任何品種的狗都有可能出現這種失衡情況。祖母綠能夠協助這些信心不足的狗兒，使牠們可以有比較慎重、獨立的表現。

廣而言之，祖母綠大致可以協助神經方面的狀況，能使具有情緒問題的動物平靜下來。

如果你的動物吃下不好的東西，而你確定那東西並不是毒物（如果是毒物的話，趕快帶動物去找獸醫處理！），所以想讓牠快點把那東西排出來的話，具有輕瀉效果祖母綠能當成有效的淨化劑來用。在食腐動物當中，山羊的著名特性即是牠會吃下任何掉在自己路上的東西，因此牧羊人若需要自然的輕瀉劑，用祖母綠就可以了。它也被用在處理動物的不嚴重且單純的便祕症狀。

祖母綠也具有將毒素及不潔事物逐出身體的效果，也有抗菌的效用，因此小傷的敷料可以加入幾滴祖母綠的晶華液。熟悉巴哈花精的讀者應會看出祖母綠與**海棠**（Crab Apple，又名**野生酸蘋果**）花精之間的相似性，該花精也能逐出不潔事物與毒素（也跟**血石**頗像）。

由於祖母綠算是貴寶石裡面市場較獨者，其售價相當高昂，因此若要使用祖母綠的話，購買市售的晶華液產品會比較實際，像是阿拉斯加花精計畫所販售的眾多精華液當中就有祖母綠。我們不會推薦使用高價的戒指或胸針來為動物做水晶治療啦──就是為了避免出現動物把它吞入、踐踏或埋進乾草堆的景況呀！

螢石
（Fluorite）

療癒性質	使處於恢復期的動物加快恢復力氣 有助於精準度的訓練 改善對於膳食營養的消化吸收 改善心智聚焦、身心協調及學習力 鞏固骨骼與牙齒
運用指示	厭食 關節炎及風濕病 動作不靈活 恢復期 活力低下 骨與牙的狀況不好 膳食營養吸收不良 訓練問題
對應脈輪	所有脈輪

　　螢石的顏色多樣，通常會是紫／藍／綠／黃色的條紋雜在一起，因此多色的螢石非常容易清楚辨認。

　　螢石算是同時在肉體與心智層面非常有用的水晶。它在肉體層面的重要效用之一即是改善身體從食物中吸收營養的能力，特別是磷、鋅、鈣、鎂與維生素K。有些動物在生病時吃得比平常還少，所以當牠們處在病後逐漸復原時，這效用會非常有幫助，除了能夠協助支持、滋養身體系統，

還能讓動物善加利用自己所吃的食物以恢復氣力。對於動物厭食的治療也會併用螢石，其理由也是一樣，即避免動物在處理問題根源的過程中流失生命力。

由於螢石跟身體的鈣含量有關，因此它能幫忙鞏固骨骼與牙齒（這作法遠比許多國家在自來水加氟的做法還要健康許多，因為水加氟的作法似與許多健康問題有關，只是未經官方確認）。它能協助防護及逆轉牙齒的蛀蝕及骨骼的眾多問題——由於牙齒與骨骼含氟量甚高，因此缺氟會引發牙齒蛀蝕及骨骼軟化的狀況。氟特別會強化牙齒的琺瑯質。此外，使用螢石或其晶華液也許能協助減緩某些動物的關節炎及風濕病症狀。

在心智／情緒層面，螢石能夠平衡左右腦，因此在訓練動物時很有助益，幫助動物平衡理性、思考面向與直覺、本能面向。按此效用，它也能被用來協助強化那些更為先進的動物訓練技術，例如泰靈頓接觸法、接觸學習法及派特‧帕瑞里的「自然的人－馬關係」之道（請參閱本書〈在動物訓練時使用水晶〉(p.58)）。由於能夠給予更清晰的身心協調感，所以螢石能幫助那些難以專注、看似無法記憶所學事物，或表現笨拙的動物。在馬的花式騎術訓練及障礙賽訓練、狗的敏捷度訓練，以及任何進行高強度、高精確度訓練的動物，螢石都算是必要的助力。對於行動笨拙、常會魯莽撞倒東西的年輕動物，它也會協助改善它們的身體協調——大型狗的幼犬常發生這狀況，因為牠們的生長超出自身理解此事的速度呢！

金
（Gold）

療癒性質	能當成高階治療工具 協助動物從疾病、驚嚇與過往受虐經驗中恢復過來 增強免疫系統與腺體 消除情緒問題並減少壓力 優化生物電功能及組織再生 促使產生愛、敞開與信任 防護輻射 減少身體裡面的毒素含量 支持整個生物體並予以回春 強化神經系統
運用指示	發生意外及緊急事件 憤怒 恢復期 憂鬱 癲癇（請給獸醫評估） 恐懼 自信低落 免疫力低下 癱瘓 過往受虐經驗 復原緩慢 輻射 驚嚇 中毒
對應脈輪	心輪

　　金被認為是高階的治療工具（master healer），能夠協助許多問題。以下文字係引述西蒙・歷里所著《水晶療法完全圖解指南》（*The Complete Illustrated Guild to Crystal Healing*）：

　　　　金在平衡腦與神經系統方面有卓越的表現，會依循身體的所有生物電功能來運作，並強化免疫系統及重要的腺體。金幫助穩定細胞層級的電功能，而其結果就是減少能量的浪費及減輕壓力。

　　金能協助對於神經性症狀的治療，特別是癲癇，因為該病症通常是左右腦放電不平衡的結果。由於金具有引發平衡的功效，目前已知它能協助減緩該問題。

　　金還會促進腦部及身體其他各處的組織再生。它已被用在協助減緩神經損傷與癱瘓的情況，例如罹患慢性退行性神經根脊髓病（Chronic Degenerative Radiculomyelopathy, CDRM）的動物，該病會使狗無法使用後腿，而貓出現此病的數量也在增多。金能使心、肌肉、神經系統及骨骼系統恢復活力，並協助皮膚的再生。在應用對抗療法的常規醫療界中，也有許多人不否認金具有促進全身組織修補、連結過程的能力。有趣的是，純金在科技界被視為理想的電導體，以及完美電子線路的首選材料。從金的眾多治療運用方式當中，我們可以看出金也是具有療癒效果的生物能之優秀導體。

　　金能為生命體的整個肉體帶來廣泛的有利影響，它強化整體的免疫系統，並提供額外的疾病防護效果。對於長期患病、意外事故、嚴重恐慌或

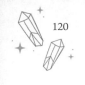

創傷之後正在復原、恢復的動物,金能增強牠們的生命能量。對於經歷多次藥物治療或接觸殺蟲劑的動物,金能清理牠們體內的高量毒素。至於背景輻射的問題,它也能提供良好的防護。

　　至於在情緒層面,金也能協助那些表現出慢性恐懼、自信低落、憤怒與敵意的動物。順勢療法也有用到金,其藥劑名為「**金屬金**」(Aurum metallicum),係用於協助治療人們的嚴重沮喪及自殺傾向。無論是使用順勢療法的形式或採用精微能量的晶華液形式,金同樣也能用來處理動物的沮喪。動物的沮喪成因有許多種,其中包括身體病痛,所以如果你的動物看似已經沮喪一段時間,也許帶牠去請教獸醫會比較好。不過,除了身體病痛之外,受到前飼主不當對待的馬、狗、貓及其他物種也會常出現沮喪。如果動物的心輪因惡意對待或忽視而封閉的話,金會有開啟心輪的作用,因此那些變得對人類感到憎恨、無法信任及恐懼的動物,也能因金的幫助而恢復自己與飼主及一般人的和諧親密關係。

　　將金的晶華液加入其他精華液的複方,例如花精、晶華液或結合兩者的複方,據說能夠強化原有複方的治療性質。有鑑於此,金與蓮花(Lotus)花精頗為相似,因為許多人認為該花精能夠強化其他花精,而且可以用於處理許多病痛。

　　就像祖母綠及紅寶石,金就現實經濟而言算是高價物品。因此,購買市售的晶華液產品通常會是比較實際的作法。天然金塊(gold nugget)可不是絕大多數水晶商店會賣的東西喔!

黑膽石、赤鐵礦
（Hematite）

療癒性質	增強身體的生命力 淨化腎臟 具有落實、鎮定及撫慰的效果 改善對於膳食鐵質的吸收 幫助止血 維持情緒層面的界線 強化血液
運用指示	貧血 流血不止的傷口 血液疾病 集體恐慌與歇斯底里（特別是放牧的動物） 腎臟問題（請給獸醫評估） 缺乏活力 驚嚇
對應脈輪	海底輪、生殖輪、太陽神經叢輪

這種閃亮的銀黑石頭，在經過拋光及滾石處理後有著鈍鐵塊的外觀，但事實上它裡面是生動的紅色，因此它的希臘語名稱 haematites 具有「血」的相關意思。說實在的，黑膽石能增加血液的紅血球，並據稱能夠用於許多血液疾病。它也改善身體對於膳食所含鐵質的運用。事實上，它本身的鐵含量高達70%，而且可以用來協助治療貧血狀態或活力缺乏的狀況。

它也是很好的腎臟潔淨劑。我們的同僚約翰・卡普曼博士在併用黑膽石與血石晶華液治療德國牧羊犬的腎病方面得到很好的成果。這兩種晶石也有相關之處，它們均能阻止傷口及分娩過程的流血過多現象，有趣的是，古埃及也是用黑膽石來治療出血。

　　由於它能平衡下三輪，因此能夠提供卓越的「落實」效果，為身體系統防護那些吃不消的驚嚇。所以它在協助處理驚嚇、創傷、驚恐很有用。阿拉斯加花精計畫的創始人史帝夫・強森曾在其著作《療癒精華》（*The Essence of Healing*）提到當個體有下述狀況，黑膽石能有所幫助：

　　　目擊情緒高漲的經驗而無法維持個人界線的時候；被他人的
　　　負面感受牽著走的時候；……難以維持個人的情緒能量的時候，
　　　特別是在團體當中。

　　在動物治療當中，黑膽石能被用於維持馬群的平靜。由於馬是群居動物，也屬於被捕獵的動物，所以牠們在情緒層面會相互接收彼此的能量——如果馬群裡面有一隻馬變得焦慮，那麼整群馬也會有爆發焦慮表現的傾向。當一群人一起騎馬出遊時，例如在馬路上行走，只要裡面有一隻馬對某事物感到驚慌的話，就有可能引發其他馬的驚慌——許多致命的意外事件就是這樣發生的。我們會建議在馬鞍某處安裝一顆黑膽石，最好是靠近馬的下背脊椎處，使它能與下三輪共振，協助馬兒在騎出去面對充滿壓力的狀況時還能保持平靜。（但是請絕對不要把黑膽石放在馬鞍與馬

之間！拜託不要！）在狀況不斷發生時，如果某匹馬非常容易失去理智，而你認為黑膽石可以有所幫助的話，請嘗試單純給予黑膽石的晶華液，一天數次、每天都餵且維持一段時間看看。黑膽石也能跟其他有所對應的水晶一起使用，例如**東菱玉**。

　　黑膽石用於馬的另一時機就是運輸過程。許多馬會在拖車中恐慌起來，而可怕的事故就會發生在拖車還在拖行途中，馬卻自己失控的時候。即使是最堅固的鋁製拖車，馬都能輕易踢穿，因此對自己造成嚴重的傷勢，甚至引發交通意外。在拖車放置一顆黑膽石，或是數週之前就開始規劃每天服用數次黑膽石晶華液，都能產生平靜的效果。就處理此狀況來說，黑膽石非常適合與**櫻桃李**（Cherry Plum）花精一起使用。

赫基蒙水晶
（Herkimer Diamond）

療癒性質	淨化氣場 強化人與動物之間的心電感應 清除身體裡面的毒素 協助鎂與磷的吸收 釋放壓力 強化情感連結與調和
運用指示	膳食營養吸收不良 人與動物之間的關係不佳 壓力 中毒
對應脈輪	所有脈輪

　　赫基蒙水晶是相當棒的強力水晶。它可以做成靈擺以掃描身體的狀況（參考本書〈使用靈擺〉(p.44)），能夠修復能量場並予以解毒，使氣場得以淨化、恢復。為達此目的，先使用赫基蒙水晶靈擺占測動物全身，從靠近尾部的脈輪開始往上一一檢視。當靈擺出現逆時針方向的擺動時，代表它測到毒素，而順時針方向的擺動則代表該區域處在平衡狀態。如果靈擺測到毒素，它可以協助清除毒素，而其做法就是刻意使靈擺往反方向擺動。這項清淨氣場的程序也能幫助我們清出肉體裡面的毒物，因此赫基蒙水晶的晶華液也可以給予那些接受化學藥物及藥劑治療的動物。此外，它也使生物體更能有效吸收膳食中的磷與鎂。

　　赫基蒙水晶的迷人特性之一，即是它的著名能力——引出人與動物之間的心電感應連結。這種連結並不像字面那樣虛無飄渺，事實上已有多人證實能以心電感應的方式與自己的寵物溝通。已故的賽馬騎師暨馬術小說暢銷作家迪克・法蘭西斯（Dick Francis），在其著作中常提及馬的心電感應能力。我們也有遇過幾次，即飼主雖與自己的動物相隔甚遠，但雙方似乎能夠感知到彼此的狀況，像這樣的現象通常難有合理解釋。魯伯特・薛德瑞克（Rubert Sheldrake）在其著作《知道主人何時正要回家的狗兒》（*Dogs That Know When Their Owners Are Coming Home*）探究狗的神奇能力，即牠們可以感知我們在遠處的移動。我們可以推測，就心電感應而言，也許動物並不需要多加強化，只有人類需要發展這能力吧！而赫基蒙水晶讓我們有機會可以做到此事。

　　赫基蒙水晶還有另一種途徑可以強化人與動物之間的連結，那些因旅行得要離開寵物的人們應該會對這途徑特別有興趣，那就是赫基蒙水晶被認為能夠保存「記憶」。因此，可以將兩個赫基蒙水晶對準彼此的頻率——只要把它們放在一起即可相互對準——日後當這兩個水晶分開時，無論距離多遠，據說它們仍會對準彼此的頻率。所以將其中一個赫基蒙水晶繫在動物的頸圈上，另一個則做成胸墜戴著，或者僅是放在口袋裡隨身攜帶，讓你與動物之間無論相聚多遠都能維持能量層面的連結。傳統上，這是戀人即將遠行時為了不要忘記彼此而贈予的紀念物。即使科學還無法證明這樣的說法是否為真，但這概念真美呢！

赫基蒙水晶也適用於釋出身體累積的壓力，因為若任憑壓力在體內累積起來的話，它也許終究會從生命體的諸多層面透出來，並在肉體層面具現為疾病。動物跟人類一樣，也會因壓力而間接發展出癌症及其他嚴重疾病，所以比較沒有壓力的生活，或是在那些無可避免的壓力累積起來時能夠予以釋放，必定是長壽的可能要素之一。

翡翠、硬玉
（Jadeite Jade）

療癒性質	具有鎮定、撫慰攻擊性的效果 為新生動物提供力氣 幫助動物在新環境安穩長住
運用指示	憤怒與侵略性 環境的改變 眼睛問題 幼犬衰亡症候群 過往受虐經驗 曾遭受虐待、忽視、棄養，現正接受重新安置的動物 皮膚問題
對應脈輪	心輪

　　翡翠是深綠色的石頭，而將此水晶用於動物治療的方法多由阿拉斯加花精計畫的史帝夫‧強森及拜歐佛娜的安德芮亞‧弗雷旭達發展出來，他們均在自己的**動物救急**（Animal Rescue Formula）花精／晶華液複方中加入翡翠及**黑碧璽**兩者的晶華液。之所以特別納入翡翠，是因為它的某項明顯效果，即能夠釋放那些促使動物變得有侵略性的壓力。在與動物共事當中，有一項容易被忽視的事態就是受傷的可能性。面對壓力很大或創傷很重的動物，卻一廂情願相信動物會回應自己的愛與照顧——太多人讓自己陷在如此危險的景況。事實上，無論我們多麼愛護動物，都不可能自動豁免暴

力傷害！光是體型最小的狗或貓，如果牠們想要的話，都能對脆弱的人體造成不小傷勢，更別提體型較大的狗、強壯的大型動物（例如馬），還有特別迅速有力的動物（例如猿類、大型貓科動物），在跟牠們共事時，我們的人身安全問題會更嚴重。本書的作者之一也曾遭受情緒不穩、過去曾遭人虐待的黑猩猩以巨力攻擊，所以對此類風險再清楚不過。過去遭受虐待或當前正承受壓力的動物，通常容易傾向突然的猛烈攻擊。此時的動物並不是因為「性情猛烈」而這樣做，而是因為承擔痛苦、受到威脅，且多是出於恐懼的想法才有這樣的表現。由於翡翠具有鎮定、安撫那些促使動物出現暴力行為的心智狀態之功能，因此它對於時常要去處理動物的人們來說會是非常重要的水晶。翡翠通常對那些過去曾被救出、現在來到新家的寵物有所幫助，也常運用在前後一致的良好訓練計劃當中。正在重新安置的動物園動物或是野生動物通常也會需要翡翠，而**粉晶**是另一款在這方面非常重要的水晶或晶華液。

這裡要了解的是，翡翠並不會取代生活常識，它只治療因壓力與創傷引起的侵略性，不會替換動物對於自我保護的常識，或是母獸想要保護幼仔的強烈欲望。所以請謹慎處置，絕對不要硬纏著動物不放，而是讓牠們自願過來你這裡。

翡翠還能幫助動物適應新環境，因此當新動物來到家裡時，翡翠會非常有用。那些因醫療照護或須重新安置而收容的野生動物，也能運用翡翠或其晶華液以獲得類似的好處。在關於來到新環境的經驗當中，最明顯、最深刻者（而且每個人都會經歷到）當屬出生的經驗。出生是我們的生命中

明顯必要的階段，而大自然已把它設計成一段平順且有效率的過程。然而總會有些時候，進入新世界時的衝擊實在難以消化，特別是馴養動物的生產過程，所以這也許是常在仔犬看到、特稱幼犬衰亡症候群（fading puppy syndrome）的衰亡現象之部分原因。這些仔犬在出生時看起來十分健全，然而牠們卻會突然快速流失生命力、繼而死亡，有時在出生後數小時就出現這現象。翡翠可以用於出現衰亡現象或看似缺乏生命力的仔犬，而其做法就是用翡翠的晶華液輕輕揉搓牠們的皮膚或牙齦。另一種做法，則是在產前給母獸服用翡翠的晶華液，當作是預防措施，幫助那些還未出世的仔犬能夠適應那些即將面對的壓力。這作法應當視為懷孕母獸的良好整體養生照護當中的支持性作為。

　　翡翠也有在肉體層面的功效，雖然有限，但仍有用。翡翠水——即翡翠短暫浸於水裡所得到的水（不是已經充能的晶華液）——可用棉花球沾取以緩解眼睛的一些症狀，然而動物的眼睛問題一定要找獸醫商量。至於翡翠的晶華液，可在稀釋後以海綿沾取或加在洗澡水裡以緩解皮膚發癢的問題。由於久置的焦慮與壓力事實上可能會以濕疹與乾癬表現，所以上述緩解發癢的功能也許跟翡翠治療潛藏的情緒失衡有所關連。

青金石
（Lapis Lazuli）

療癒性質	協助對於維生素與礦物質的吸收 排除身體與心智層面的毒素 鞏固經絡、強化身體各處的能量流動 能為多種身體疾患提供協助 對應呼吸系統
運用指示	憂鬱 能量低下 膳食營養吸收不良 創傷後疼痛症 呼吸系統問題 中毒
對應脈輪	喉輪、眉心輪

　　青金石是具有斑蚊與斑點的藍／白色石頭，能夠強力清除情緒及肉體層面的毒素。它在為身體清除有害物質的同時，又能使身體從食物吸收比較需要的維生素與礦物質之能力變好。這些特性的組合使青金石成為相當有用的營養補充品，人與動物均適用。對於膳食營養的吸收不良，會導致各種健康問題以及整體能量缺乏，因此有許多人為自己與寵物選用維生素及礦物質的補充品。說實在的，這類營養補充品並非必須，只要有不錯的膳食，加上能從膳食中吸收營養的能力，就應足以使身體維持最有效率的平衡狀態。

　　長期使用化學藥物，會使身體堆積過多毒素並阻礙排泄器官的運作，但幾乎所有人類與動物均是如此。青金石能夠提供協助，使我們在化學層面維持較為健康的平衡之能力得以增強。（任何生命體在服用順勢療法的藥物時，也是最好把量壓在極小的程度喔！）

　　壓力、沮喪，以及動物的「海綿效應」──即動物會接收人類飼主在情緒層面的失衡與不快樂──都會弱化生命力與肉體的功能。而青金石有助於釋放這些處在情緒層面的負面事物，使動物的情緒擺脫有害的影響。

　　青金石能協助強化能量經絡，藉此強化全身的能量流動，這方面的功能類似**白水晶**。這使它成為能夠對應許多層面、頗有彈性的治療工具，而且可以支援許多病症的治療，因為它能增強其他療法的功效。若論較為專門之處，青金石特別親近呼吸系統，因此會幫忙清理跟這功能有關的許多疾患。受傷或創傷導致的頭疼或背痛，也會特別使用青金石來治療，但若有需要的話，一定要找獸醫診療，用青金石替代獸醫的診療是絕對不可取的做法喔！

孔雀石
（Malachite）

療癒性質	破除有害的強迫行為模式 校正左右腦的平衡 舒緩疼痛與僵硬 具有落實與平衡的效果 防護過敏原的影響 防護背景輻射
運用指示	過敏 處在不自然環境的動物 關節炎及風濕病 癲癇（請給獸醫評估） 強迫行為 輻射 訓練問題 暈機、暈船、暈車 暈眩
對應脈輪	海底輪、生殖輪、太陽神經叢輪、心輪

　　這個水晶很容易辨認，具有美麗的綠色、深綠色及黑色的紋理。由於動物容易受到源自家中電器（例如電視、電腦）的背景輻射之負面影響，而孔雀石含有高量的銅，所以它像銅一樣能為牠們的身體提供防護。如果住處鄰近高壓電線，那麼家中四周放置數塊孔雀石或是使用其晶華液，也能有益於住在裡面的動物與人類。

孔雀石的高銅含量也使它在緩解關節炎與風濕病的僵硬與疼痛症狀很有幫助。我們會建議它的精華液要長期使用，每天依固定間隔使用數滴。這些慢性疾病需要時間予以緩解，畢竟它在身體的具現過程也花很長的時間。它的晶華液請使用專家製作的市售產品，裡面才不會有具毒性的銅。

孔雀石在療癒的關鍵字即是保護。此種水晶對於外來影響的防護，其範圍可從輻射防護到幫助身體適應潛在的過敏原。基本上，過敏是身體對於自己應能適應的某些物質表現出無法適應的狀況，因此造成問題。這種無法適應的狀況並不自然，例如人類的身體居然會因花粉產生「花粉熱」（hey fever，又名乾草熱）的症狀——而染患此類症狀的人數竟多達數百萬。與其嘗試消除該疾患的症狀（雖然這作法會讓人感覺像是對症下藥，然而它只會使生命體的失衡推到更深的層次），我們應當且必然要做的是問這個問題：身體「為什麼」會這樣反應？它明顯指出什麼樣的失衡？孔雀石會在動力、能量的層次發揮作用，而不是化學的層次，所以它真的能夠幫忙整個生命體的內在根本失衡之處，因為這樣的失衡導致生命體出現名為過敏的弱點。

孔雀石也能支持動物的訓練，它在平衡左右腦方面非常重要（請參考本書〈在動物訓練時使用水晶〉(p.58)）。孔雀石對於動物行為方面的其他影響，則有協助打破那些已經變成強迫性的不良行為模式，例如馬出現迂迴前進以及咬飼料槽的行為，狗出現強迫性的挖掘動作。如果你願意努力探究這些問題之所以發生的深層原因，自然會發現這樣的做法必是值得的。留置在不自然環境的動物通常會表現出苛求—強迫的行為，而最明

顯也令人心碎的例子，即是生活在動物園籠舍中的動物，牠們即使已被釋放，也還是會出現繞著小圈不停踱步的行為。

　　由於具有保護、平衡與落實的效果，所以孔雀石也可用來協助出現暈車、暈船、暈機症狀的動物。我們曾經用它來幫助一隻小狗，因為牠總是在車上待不到數分鐘就開始覺得不適並嘔吐。在經過一週服用晶華液以及在車上放一塊孔雀石之後，這隻小狗就能平安地搭車旅遊。對於暈眩的患者（動物也會），孔雀石通常也有效，而它也能為癲癇患者平衡左右腦。

乳白水晶
（Milky Quartz）

療癒性質	參閱「白水晶」（p.108）
運用指示	參閱「白水晶」（p.108）

　　乳白水晶的外觀如同其名，雖然非常類似**白水晶**，僅是較為不透明的奶白色調，且常以小卵石的形狀呈現。而在能量與治療特性方面，乳白水晶非常近似白水晶，而許多使用者都會發現這兩款水晶在效用方面的差異，在於乳白水晶的效果比較隱約、溫和，若依西蒙及蘇・歷里夫婦在其著作《水晶療法完全圖解指南》所言，則是「較為柔和與溫暖」。相較之下，白水晶的能量相當銳利。在少數病例中，非常敏感的動物，或是也許病得非常嚴重的動物，可能不會喜歡最常被拿來使用的白水晶所散發的較為銳利的能量。所以，如果你的動物看似對於白水晶療程所散放的能量感到不舒服的話，其替代方式之一即是療程照舊進行，只是將療程的白水晶換成乳白水晶。而其結果會跟使用白水晶石一樣好，僅是動物會覺得乳白水晶的能量比較沒那麼吃不消（至於如何將水晶帶入某動物的氣場而不致使牠感覺有壓力，其詳細資訊請參考本書〈向動物介紹水晶〉(p.32)）。強迫某動物遵從某種治療方式，或是反覆使用牠已有不舒服經驗的水晶，也許會使該動物討厭所有水晶。

　　乳白水晶算是比較小塊的石頭，然而就水晶收藏而言，可以用來替補白水晶的它會是明智且優良的增購品項。

月光石
（**Moonstone**）

療癒性質	協助母獸與幼仔之間的情感連結 在分娩過程撫慰母獸，使其放鬆 安定情緒 產生整體的鎮定效果 調節荷爾蒙的平衡 對應所有雌性品質
運用指示	「難相處」的母親 消化問題 雌性的荷爾蒙問題 過動 歇斯底里 心情波動 神經質 無父母的幼仔 緊張的分娩過程
對應脈輪	生殖輪、太陽神經叢輪

　　月光石原礦是外表有點像多孔乳酪的石頭，具有容易聯想到月光的奶白色澤與光輝。雖然這樣的敘述已部分解釋月光石名稱的由來，然而它與月亮也有著重要的相似處，亦即月光石也能影響女人與雌性動物的生殖週期與荷爾蒙的變動。月光石一般會被認為是「女性」的水晶，可以用在母馬、母犬及其他會在發情期出現古怪行為的雌性動物。藉由調節荷爾蒙的

失衡狀況，月光石也能幫助那些難以發情的雌性動物。我們有實驗過月光石及**綠玉髓**的組合，從中發現荷爾蒙週期原本不固定的雌犬，其週期變成比較一致且容易預測。如果情緒波動、生氣、神經質與歇斯底里的行為係跟荷爾蒙失衡有關的話，也能使用月光石來安撫。荷爾蒙濃度的失衡也會引發緊張與過動，而月光石能夠減緩這些情緒化的表現。

　　月光石的另一重要用途，即是用於母獸哺育、養育幼仔的時候。它也能用於分娩過程，為當下引入鎮定、平靜的影響力量，使整體狀況保持冷靜與放鬆。在即將當母親的雌獸周圍擺置月光石陣，會是協助減低分娩過程壓力的絕佳方法（請參考本書的〈月光石陣〉（p.69））。

　　生產過程一旦完成，月光石能強化母獸與幼仔之間的連結，因此它能影響那些「硬心」的母獸，讓牠們可以更加接受自己的幼仔。如果得要為失親的幼仔安排替代的母獸的話，也能運用月光石，而其做法則是在一段時間之內經常讓替代的母獸服用月光石的精華液，形塑牠與幼仔之間的強力連結，不過這時也許還要併用其他晶華液，像是**堪薩斯神石**與**赫基蒙水晶**。幼仔也會因這些治療有所獲益，幫助牠藉由印痕作用把替代的母獸認知成自己的母親。依照個別的情況，也許還需要用到像是**紅寶石**或**紫水晶**之類的水晶以協助幼仔處理失去生母的經驗。

　　月光石對於特定消化問題也有幫助，例如腸胃脹氣。

橄欖石
（Peridot）

療癒性質	可視為強效的毒素清除劑 促進團體和諧 強化能量與活力 為懷孕過程及新生動物提供支持
運用指示	攻擊性 身處非自然狀況的動物 社交團體的改變 腎上腺的疾病 嫉妒 長期待在室內 生命力虛弱
對應脈輪	太陽神經叢輪、心輪

　　橄欖石是滿吸睛的綠色石頭，具有卓越的補益功效，能夠逐出身體的毒素，並且強化能量與生命力。長期被關在欄內的動物，像是那些待在畜欄以度過冬季的綿羊與牛，如果能在食物及飲水中加入橄欖石晶華液，會對牠們有幫助。

　　由於橄欖石能夠大為增強生命力，所以它能用在所謂的「幼犬衰亡症候群」的狀況。這種現象常發生在犬類，亦即剛出生且看似健康的幼犬，會在沒有任何明顯需要醫療的情況下，開始逐漸衰亡至死。在幼仔周圍噴灑橄欖石精華液，能夠幫助牠們避免這樣喪生。把橄欖石當成支持懷孕雌

獸的補劑也是很好的想法，像是在雌獸的頸圈繫上一小塊橄欖石（如果牠願意的話），不然也可以在牠的每一餐加入幾滴橄欖石晶華液。除了橄欖石之外，**翡翠**也能幫助母獸與幼仔。

　　橄欖石會作用在腎上腺，因此有被用於治療庫欣氏病（Cushing's disease），這是常會導致死亡的嚴重病症。我們會建議橄欖石應當伴隨獸醫的專業醫療來使用，為這病症的治療提供助力。

　　在情緒層面，橄欖石能協助處理嫉妒的心態。嫉妒是動物常見的情緒，通常會在新動物被帶回家、現有的家中成員因為大家的注意力全放在新來者而覺得自己被忽略的時候。這種問題在馬與狗非常普遍，而此類嫉妒常以侵略行為來表達，所以事前防範這問題的發展絕對是值得的。雖然橄欖石能協助動物自行解決嫉妒情緒，動物飼養者也必須學習尊重畜群／獸群的階級結構，讓族群的領袖有優先權。沒有做到這一步的話，可能會引發嚴重的問題。在新來者到家的數週之前，飼主就得開始讓家中動物服用橄欖石的精華液，為即將到來的改變舖好道路。

　　許多動物，特別是狗，也會對新生兒感到嫉妒，覺得自己突然失去人們的注意、被人們忽略。橄欖石，再加上個人對於某動物的情緒之瞭解，能有助於移除貓或狗對於孩童懷有侵略情緒的風險。*

＊ 絕對別讓嬰兒或幼童與嫉妒的狗有單獨相處的機會！

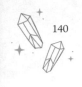

鉑、白金
（**Platinum**）

療癒性質	強化團體的穩定性 降低動物想要欺負人或其他動物的衝動
運用指示	攻擊性 支配 癱瘓 訓練問題
對應脈輪	所有脈輪

我們使用鉑或白金（white gold）來處理侵略性強、執意支配的動物，牠們為了維持社群的權勢階級而以遠超過必要程度的方式行使力量。

這現象在理論上應當很少發生。如果由動物自行處理的話，處在階級化族群的動物，例如狗與馬，都能維持非常平安、和諧的族群，可使整體的安全與力量處在最理想的狀態。就獸群或畜群而言，本能是牠們在進化中得以生存的根本基礎，因此動物的本能是相當強勢、完全以群體利益考量的力量。

不過，動物有時會變得情緒失衡，特別是那些生活在非自然環境的動物（生活在野生環境的動物很少如此），除了使整個族群的穩定性變差，而其用於維持社會地位的方式也變得具有誇張的侵略性。許多不同種類的動物也有這現象（請參考本書關於兩隻山羊的個案分享〈海格與敏蒂〉（p.168））。

　　鉑也能幫助那些對自己的照顧者頤指氣使的動物，雖然這狀況通常是照顧者的問題，動物僅是對自己所接收到的情況作出正常的反應而已。接下來會講到比較複雜的部分囉！這類典型例子，即是某隻狗企圖彰顯自己在人類家庭中的領袖地位，牠並不渴望權力、也不是想要掌控一切的暴君，牠僅是因為感覺到這個族群的領導者不夠強大，因此只好出來擔任領導者的角色。所以當這樣的狗因嘗試接掌領導位置而遭到人們的訓斥時，會感到大惑不解！而該動物越是困惑，就有可能變得更具侵略性。人與動物之間的了解出現破裂的情況若發生在訓練的話，明顯會造成很大的問題。

　　像上述關於支配問題的案例，鉑也許能夠幫忙降低、柔軟這隻狗的侵略性及接掌家中領導地位的欲望，**葡萄藤**（Vine）花精也有同樣的效果。不過，若要完全治癒這狀況的話，需要對於狗的思考方式有所了解，而整個家的管理方式也要使這隻狗不會錯估自己在家裡的地位，如果做得正確，這隻狗將會完全接受自己的位置。約翰・菲瑟（John Fisher）所著的《以狗的觀點思考》（*Think Dog*）以非常清楚的詞彙來解釋這類情況，是每個養狗的飼主必讀的優良著作。

　　鉑在治療肉體問題方面的重要應用之一，即是協助處理神經方面的問題，特別是癱瘓。常規醫療對於某些癱瘓形式比較沒有辦法，而當動物患有這類病症時，其飼主也許會想盡量嘗試任何能夠幫助到自家動物的東西。我們在本書後面的個案歷程放進日姬（Ziggie）的故事，牠是我們家的德國牧羊犬，罹患慢性退行性神經根脊髓病。這病症會使狗的後腿逐漸癱瘓，目前並無有效的常規治療方法。我們在日姬身上使用多種水晶礦石，

其中的鉑是用來延緩此病的進展，使牠即使罹患慢性退行性神經根脊髓病已有一段時間，還可以用自己的四肢來奔跑（參見本書的個案歷程〈罹患慢性退行性脊髓神經根病的德國牧羊犬〉(p.178)）。

玫瑰石榴石
（Rhodolite Garnet）

療癒性質	加速傷口及其他傷勢的癒合 為受到驚嚇的個體重新平衡脈輪 修復氣場的損傷
運用指示	氣場損傷 幻肢痛 復原緩慢 術後恢復 傷口
對應脈輪	海底輪、生殖輪

　　玫瑰石榴石是石榴石中屬於高價者，其顏色範圍為紅至淡紫色，而其用於治療的歷史也相當悠久。

　　很多水晶知識都來自好幾世紀之前的東方。當十字軍入侵聖地耶路撒冷而接觸到古老東方知識時，他們當中有許多人開始在飾鈕、戒指及劍柄鑲上石榴石，因為當時的人們相信石榴石可以防止受傷。今日的我們傾向把這些信念當成不值一提的迷信，認為這些僅是「原始」人類的幻想而嘲笑。然而當我們知道這項古老知識在治療方面的了解，仍比現代常規醫藥系統還要先進許多時，就不得不收起臉上那抹得意。石榴石是相當有價值的水晶，其價值也許不在防止受傷，而是在於確實能夠協助傷口復原的效果，然而現代的人醫或獸醫大多忽視此一可能性。

玫瑰石榴石的貴重價值，在於它的特別用途：治療非實質的能量體因受傷或手術而出現的傷害。任何受傷或接受手術的動物，都能因玫瑰石榴石獲益，如同某位治療師曾跟我們說過，它「可以縫補氣場的長條傷口」。

　　玫瑰石榴石能夠幫助許多接受去勢或絕育的動物，完成受傷身體的復原過程，並移除留在身體中的隱形傷口印記，讓動物在能量層面重新連結那些受創的部位。對於因截肢手術而失去肢端的動物，玫瑰石榴石能夠協助重新平衡下三輪。玫瑰石榴石也有用在那些即使斷肢早已不在，卻仍感到發疼的動物，這現象即是所謂的「幻肢痛」（phantom limb pain）。此現象的發生原因，在於隱形乙太體的肢端依然存在。植物在被割下葉片實體之後，克里安攝影技術還是能夠拍得到留在植物上的「幻葉」。關於動物幻肢痛的文獻很少，然而我們也沒有特定的理由認為動物不會像人類那樣因幻肢痛受苦。如果將這概念延伸的話，那麼某些犬種通常會進行的斷尾（tail-docking），例如羅威納犬（Rottweiler）及杜賓犬（Doberman），也會在能量體造成某種程度的失衡，而這樣的失衡很有可能是這些犬種出現的慢性疾病之隱形因素。（我們自己有養一隻羅威納犬，在我們獲得牠之前就已被斷尾，牠原本有下三輪失衡的問題，在使用水晶之後恢復正常。）玫瑰石榴石會幫助這些動物汲取必要的能量用來完成這些區域的療癒工作。就理想而言，那些僅是純粹迎合獨斷的動物品種標準之手術，應當跟其他一切蓄意為之且毫無意義的動物截肢手術一起就此終止。

　　玫瑰石榴石也會加速肉體的療癒。如果身體有某部分復原不良、循環不良，或是在受傷、手術之後未能恢復正常功能，都可以用玫瑰石榴石來

幫忙，而其做法則是以三到四塊玫瑰石榴石擺陣，每週需進行數次。而比較簡便的作法，則是每天讓動物服用數滴玫瑰石榴石的晶華液，直到開始出現改善為止。靈擺是用來監測能量體復原情況的有用工具，至於玫瑰石榴石的晶華液，係由阿拉斯加花精計畫生產並販售到世界各地。

粉晶
（Pink Quartz）

療癒性質	消散恐懼，產生自信與愛 治療過往受虐經驗所造成的影響 敞開心輪以釋出壓抑的憎恨與忿怒 鬆動原已固定的性格特點 減低壓力及其實質表現，撫慰承受壓力的動物
運用指示	憤怒與攻擊性 氣到「毛髮倒豎」的動物 恐懼 肌肉緊張與僵硬 神經質 過往曾受虐待或殘酷對待 忿怒 將所有人類都當成壞人 壓力關聯的氣喘
對應脈輪	心輪、喉輪

　　這款容易辨認且非常重要的粉紅色石頭，是個人水晶收藏的必備部件，而且動物水晶療法使用粉晶的頻率還滿頻繁的——不過這是出於一項相當遺憾的事實：粉晶所使用的動物對象大多曾遭受人類的不當對待。有很多表現憂傷、侵略及恐懼徵象的動物，後來發現牠們其實曾經遭受忽視、殘酷甚至凌虐的對待。就像那些遭受折磨及壓迫性刑罰的人們，有此種經歷的動物當然也有可能發展出嚴重的失衡，並具現為極度的恐懼或侵

略性，牠們無法信任其他個體，而其心輪通常呈現閉鎖，愛的能力受到阻礙。許多被認為狂暴、危險的動物，其實是受到不當對待的受害者，而牠們係以自己唯一知道的保障自身生存方式做出反應。另一種會特別用到粉晶的負面情緒狀態，則是針對權威形象的怨恨與氣憤。那些因人類獵捕者的不當對待而心理受創的動物，牠們所憎恨的權威形象就是我們人類，所以直到這些傷痛得到療癒之前，即使我們有再好的意圖，通常都無法跟這類動物建立良好的關係。（那些侵略性強烈到無法靠近的動物也能用**翡翠**來協助。）

　　這項特性使粉晶成為在協助獲救動物方面最為重要的水晶藥方。藉由接觸粉晶實體或服用它的晶華液，這些可憐動物所承受的傷痛能夠得到有效的治療。不過這裡要注意的是，如要在動物身邊放置水晶，其尺寸必須是該動物無法吞下的大小喔！（關於如何治療身心曾經受創／侵略性強的動物之細節，請參考本書〈為獲救或受虐的動物使用水晶〉（p.54）。）

　　至於粉晶的功效，通常會認為是「柔軟」。有趣的是，我們在動物治療當中有看到這種柔軟的效應也會延伸到皮毛。那些毛髮倒豎、具有壓抑情緒（例如憤怒與恐懼）的動物，在接受粉晶的治療之後，通常會長出光滑柔順如絲的皮毛。

　　那些會用到粉晶的負面情緒狀態，也容易導致肌肉的緊張與僵硬，因為有太多的防衛性情緒儲存在身體裡面。我們曾治療過的某隻貓，牠只要覺得緊張或受到威脅（經常如此），就會引發嚴重的氣喘症狀。在跟牠的飼主談過之後，我們知道這隻貓是獲救的動物，似有遭受創傷的過往，細

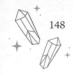

節並不清楚。不過牠只是短暫服用粉晶精華液，其氣喘情況就跟著緩解下來，而且以後再也沒有變嚴重。此外，這隻貓的整體舉動也有改變，從原本的神經質與懷疑，變成溫柔親切、忠於飼主。

　　另一個案則是過去曾受到嚴重虐待的純種母馬，牠的肌肉十分僵硬，特別是頭部與頸部，據說以前的飼主都打在這些部位。在為這匹母馬進行波恩（Bowen）手觸療法時，那些儲存在肌肉的負面能量多到傳給當時的治療師，使那位女士嚴重頭痛好幾天。這隻母馬很具侵略性，對人抱持懷疑的態度。這匹母馬後來服用粉晶精華液與**蒲公英**（Dandelion）花精的組合（該花精也有助於釋放那些儲存在肌肉的壓抑能量）。使用兩天之後，牠的態度開始軟化；不到十天，肌肉的緊張完全消失，而牠的性情也有轉變，幾個月之後於撰寫本書時，不論身體還是情緒方面的問題都完全沒有復發的跡象。

紅寶石
（Ruby）

療癒性質	增加對生命的興趣 帶出自信、輕鬆與喜樂 強化專注力與心智靈敏度 療癒失去、寂寞與悲傷的感受 增加耐力
運用指示	可能會消瘦憔悴至死的動物 哀慟與悲傷 憂鬱 自信低落 能量低下 食慾不佳 專注力與心智靈敏度不佳 放棄 分離焦慮 訓練問題
對應脈輪	心輪

　　紅寶石原礦是暗紅色的貴重石頭，係人們珍視的寶石，因此價格昂貴。因此，若用紅寶石進行治療，較為實際的方式即是購買紅寶石的精華液，阿拉斯加花精計畫及一些商家都有製作。

　　紅寶石在治療動物方面的必用對象之一，即是那些經歷到飼主、伴侶離開自己的動物。我們傾向用像是「分離焦慮」的行為術語以拉開我們

自己與動物的情緒之間的距離，不過，雖然這些術語也許正確描述動物的心智狀態，但無法完全傳達該動物的傷痛深度。我們應該要相當清楚，動物事實上也跟人類一樣，如果自己的人類或同類朋友去世或離開的話，也會因為滿溢的悲痛而受苦。此外，紅寶石也跟**綠玉髓**一樣適合用在那些看著自己的孩子被拿走或生病而死、表現出焦慮與哀傷的母獸。至於這方面的其他狀況，例如原本的飼主過世而動物轉給新主人照顧，或是心愛的伴侶突然就此不在等等。一起生活的馬會彼此形成深厚的連結，所以常會看到當多年一起生活的好友去世時，馬除了出現非常嚴重的震驚之外，也會為失去朋友而悲痛。動物在經歷此類事件之後，可能會失去生命中的自信與喜樂，有時會發展出深沉的沮喪，甚至自行憔悴消瘦而死，因為牠們對於自己還繼續留在肉體一事逐漸感到矛盾。像這樣的狀態，若用擬人化的說法，就是這些動物放棄希望，不再關心任何事物或已經沒有值得活下去的理由。動物對身體不再關注、斷開自己與身體的連結，其在外的表現則是沒有進食的欲望，寧願走去某個角落認命躺著，就好像等死那樣。當動物看似失去活下去的意志時，例如幼犬衰亡症候群，紅寶石能夠用來取消淡漠（apathy）的心態，並重新燃起動物的生命火花，使牠們再度對生命有興趣。動物的生命力若受到沮喪發作的影響，能夠受益於紅寶石提供的精力。這些會用到紅寶石的狀況，如果是比較極端者，絕對不要拖著不去處理，因為這等同邀請疾病在肉體上具現，所以相當危險。例如動物若有罹癌傾向的遺傳（癌的病蔭），會在這些極度低潮的時候於細胞層級活化，而

「之前都一直是健康的啊！」的那隻動物就突然間患上已至末期的病症，幾乎對該病沒有抵抗力。

　　紅寶石也能用於訓練，幫助銳化動物的焦點、心智的敏捷度與專注力。（詳細資訊請參考本書〈在動物訓練時使用水晶〉(p.58)。）

煙晶
（Smokey Quartz）

療癒性質	具有落實、鎮定與鎮靜的效果 協助適應那些重大到足以影響一生的變化 幫助意外或創傷事件的受害動物在等待獸醫 抵達前保持鎮定 快速從急性的驚嚇或創傷中恢復過來
運用指示	發生意外及緊急事件 搬遷到新環境 神經質 驚嚇 充滿壓力的狀況
對應脈輪	海底輪、生殖輪、太陽神經叢輪

　　煙晶看起來就像是被煙熏成灰色或棕色的白水晶，其實體或晶華液能迅速為那些遭受急性驚嚇或創傷的動物，帶來落實及平靜到幾乎像是鎮定劑的效果。動物若出現緊急狀況，這款晶華液大概最為有用，能在等待獸醫的協助時減輕動物的煩亂與歇斯底里。而介入此類情況、嘗試使受傷動物保持不動與安靜的人們，也可以頻繁服用幾滴煙晶的晶華液而獲益。如同其他晶華液，煙晶的精華液在使用上並沒有過量的問題，所以即使一下子用光整瓶也沒關係。其它能與煙晶併用於急性壓力狀況的精華液，則有巴哈花精的**急救花精**（Bach Rescue Remedy，又名 Recovery Remedy），以及阿拉斯加花精計畫的**靈魂支持**（Alaskan Soul Support）或**動物救急（Animal Rescue）**複方精華液（後兩者有含水晶晶華液）。

　　如果某動物的創傷事件（例如意外、驚嚇）過去已久，本身並無受傷且經過獸醫妥善診視，但牠看似仍沒安穩下來的話，那麼煙晶可以幫助牠落實下來並對準現實（請參考本書〈煙晶陣〉(p.70)）。

　　至於比較不嚴重的情況，煙晶能用來安定那些定期被帶去獸醫那裡診視的動物，或是需要安裝馬蹄鐵或要給獸牙醫診視的馬。有些馬在接受蹄鐵匠及獸牙醫的服務時能夠保持平靜與鎮定，但有的馬則會緊張到無法為牠們進行這些服務。煙晶能幫忙許多此類動物，不過有需要的話也是可以考慮其他水晶，例如某匹馬也許有跟裝蹄或銼牙有關的過往創傷，或者沒那麼明確，僅是以前有被奇怪的人照料過的心理陰影而已。就此類狀況而言，當某匹馬（或其他動物）會害怕人類時，其原因幾乎都是人類——這反映出一項令人難過的事實，即對動物施虐。如果某匹神經緊張的馬還有此種複雜過往的話，也許可以考慮使用能夠幫助動物從過去創傷走出來的水晶，例如**粉晶**或**東菱玉**。

　　當改變將要發生時，例如搬家或動物換新主人，也能為動物運用煙晶。馬常會被移來移去，有時在適應新環境時會需要一些幫助。此外，據說貓較執於自己跟所在地方的連結，因此當主人搬家的時候，貓會不高興自己處在新的環境，有時甚至在搬家時偏不讓人找到，逼得全家只好撇下牠離開。牠們感知到即將來臨的變化，並對於接受這改變抱持堅決不要、固執不通的態度。請嘗試在改變發生的兩週或更早時候，開始經常給貓兒服用煙晶的晶華液（如果覺得需要的話，可以更早開始），以幫助貓準備面對改變。**翡翠**也有可能有助於這類動物，例如幫助前述搬家例子中的貓兒面對即將到來的壓力與混亂。

動物常見不適與狀況索引表

受虐	東菱玉、金、翡翠、粉晶	焦慮	（參見：恐懼、神經質、恐慌發作、分離焦慮、壓力）
發生意外及緊急事件	煙晶	呆滯、無情感	（參見：放棄）
腎上腺問題	橄欖石	食慾不佳	紅玉髓、紅寶石
動物衰老	琥珀、紅玉髓	關節炎及風濕病	琥珀、銅、螢石、孔雀石
過敏	琥珀、孔雀石	尋求關注	藍紋瑪瑙（並參見：嫉妒）
貧血	血石、黑膽石	行為問題	（參見：訓練問題）
憤怒與攻擊性	翡翠、橄欖石、鉑、粉晶	哀慟與悲傷	紫水晶、紅寶石
身處不自然狀況的動物	孔雀石、橄欖石	蚊蟲咬傷與螫傷	藍紋瑪瑙
厭食	綠玉髓、螢石	分娩	櫻桃紅、蛋白石、月光石
膀胱問題	琥珀	自信低落	紅玉髓、祖母綠、金、紅寶石

血液疾病	血石、櫻桃紅蛋白石、白水晶、黑膽石	便祕	血石、翡翠
情感連結	堪薩斯神石、赫基蒙水晶、月光石	復原期	血石、金、櫻桃紅蛋白石、螢石
骨與牙狀況不良	螢石	膀胱炎	（參見：膀胱問題）
面對改變	黃水晶、翡翠、橄欖石、煙晶	憂鬱	琥珀、紫黃晶、紅玉髓、金、青金石、紅寶石
循環不良	血石、白水晶、玫瑰石榴石	糖尿病	黃水晶
淨化	（參見：中毒）	膳食吸收不良	螢石、黑膽石、赫基蒙水晶、青金石
感冒	琥珀	消化問題	琥珀、綠玉髓、祖母綠、月光石
專注力低落	（參見：訓練問題）		
無定向感	紫水晶	恐懼 Fear	紫水晶、東菱玉、金、粉晶
支配過度	鉑	生育問題	月光石
能量低落 Energy, low	紫黃晶、血石、紅玉髓、橄欖石	發燒 Fevers	藍紋瑪瑙

癲癇	金、孔雀石	復原緩慢	琥珀、血石、堪薩斯神石、櫻桃紅蛋白石、白水晶、金、玫瑰石榴石
眼睛問題	藍紋瑪瑙、翡翠	對治療無反應	白水晶
幼犬衰亡症候群	黃水晶、翡翠、橄欖石、紅寶石	發情（雌性）	藍紋瑪瑙
假懷孕	綠玉髓	中暑	血石
疲勞與耗損	紫黃晶、血石櫻桃紅蛋白石、黃水晶（參見：能量低落）	冬眠甦醒	血石
		荷爾蒙失衡	黑碧璽、綠玉髓月光石
人與動物的關係問題	（參見：情感連結）	學習問題	（參見：訓練問題）
過動	紫黃晶、月光石（參見：訓練問題）	心智聚焦	（參見：訓練問題）
性慾亢進	紫黃晶	心情波動（與荷爾蒙有關者）	綠玉髓、月光石
歇斯底里	白水晶、黑膽石、月光石	母性	月光石

免疫力低下	黃水晶、白水晶、金	搬遷	（參見：面對改變）
感染	琥珀、銅	肌肉拉傷與緊繃	黑碧璽、粉晶
發炎	藍紋瑪瑙、白水晶、銅	神經質	紫黃晶、東菱玉、藍紋瑪瑙、綠玉髓、祖母綠、月光石、粉晶、煙晶
嫉妒	橄欖石、粉晶	腎臟問題	血石、黑膽石
蹄葉炎	血石	怨恨	粉晶（並參見：嫉妒）
強迫行為	孔雀石	叛逆	（參見：訓練問題）
疼痛	黑碧璽、白水晶、銅、青金石、孔雀石、煙晶	放棄	紅寶石
恐慌發作	紫水晶	曾遭受虐待、忽視、棄養，現正接受重新安置的動物	東菱玉、堪薩斯神石、翡翠
癲癇	金、鉑	呼吸系統問題	琥珀、青金石、粉晶
消瘦、憔悴	紫水晶、綠玉髓、紅寶石	風濕病	（參見：關節炎及風濕病）
產後恢復	（參見：分娩）	分離焦慮	紫水晶、綠玉髓、紅寶石

術後恢復	櫻桃紅、蛋白石 玫瑰、石榴石	驚嚇	金、煙晶
輻射	黑碧璽、黃水晶 白水晶、銅、 金、孔雀石	骨骼問題	黑碧璽
皮膚問題	銅、翡翠	暈車、暈船、 暈機	孔雀石
海綿效應	黑碧璽、青金石	暈眩	孔雀石
壓力	紫黃晶、東菱玉 黑碧璽、金、 赫基蒙水晶、 粉晶、煙晶 （急性壓力）	虛弱	（參見：能量低 落）
過度屈從	祖母綠	傷口	血石、銅、 祖母綠、 黑膽石、 玫瑰石榴石
外科手術傷口	（參見：術後恢 復）	創傷	（參見：受虐、 發生意外及緊 急事件、術後 恢復、驚嚇、 傷口）

牙齒	（參見：骨與牙狀況不良）	中毒	血石、櫻桃紅蛋白石、祖母綠 赫基蒙水晶、青金石、橄欖石
訓練問題	紫水晶、紫黃晶、堪薩斯神石、紅玉髓、黃水晶、螢石、孔雀石、鉑、紅寶石		

複方晶華液

　　如果對於某特定狀況沒有把握使用哪款水晶的話，可以參考以下列出的幾款通用的精華液複方。這些複方雖然也許無法針對個別動物進行精細調整（例如在禁獵區救到的兔子也許沒有侵略性的表現！），但至少一般都能照顧到該動物正在經歷的一些問題。在為自己的動物使用水晶療法上有更多了解之後，也許就會想出更加適合牠的水晶，從而製作完全符合需求的晶華液複方，因此以下的複方算是不錯的開始。

　　請要記得的是，即使某動物不需要某款晶華液，牠服用的話也不會有害。晶華液就像花精一樣能夠自行調整，亦即生命體若不需要治療的話，它們僅會像球打到牆會自動彈開那樣自行失效。動物的身體系統只會運用自己需要的能量，並略過自己不需要的能量。大自然是聰明的！

　　有經驗的使用者也許想嘗試自行製作晶華液。本書的〈晶華液〉（p.39）部分已載明簡易的製作方式，也提到某些晶石的晶華液最好由專業人士來做。在製作這些複方時，我們會建議最好從具有聲譽的商家購買單方晶華液，然後自行調製成複方。有些商家，例如英國的 Crystal Herbs，能提供客製複方的服務。而若你對於自行調製複方還不確定如何動手的話，聲譽良好的水晶療法執業師也許能幫你調製。然而，請要記住的是，晶華液複方的調製基本上非常簡單直接，至於需要準備的東西，除了配方所列的單方晶華液之外，你只需要準備一個容量為三十毫升的滴管瓶、少許礦泉水或泉水以及少量的白蘭地就好。

　　下列複方都能做成以滴管瓶形式呈現的一般治療瓶，也可以做成噴霧瓶，噴灑在那些因害羞、恐懼、侵略性等原因而無法處理的動物周圍。

一、動物重新安置晶華（ANIMAL REHABILITATION ESSENCE）

　　無論是從庇護所或收容中心轉至新家安置的動物，或是經歷過長期虐待、病痛、剝奪或其他艱難的動物，此款複方精華液都能有所助益。它能協助動物癒合情緒傷疤，讓牠們能夠跟自己的新飼主形成具有信心與信賴的連結。牠們的恐懼與侵略性將會和緩下來，而那些從過往飼主那裡接收的負面事物，以及針對人類的積怨及學到的不信任感，也會得到釋放清理。就功效來說，這款晶華液能幫助動物創造一個新的開始。

　　就重新安置具有侵略性的動物而言，我們衷心希望讀者不要參與其中。（因為此事有相當嚴重的人身安全風險，請參考本書〈翡翠、硬玉〉（p.127）。）不過，如果事已至此，裝有動物重新安置晶華液的噴霧瓶將能幫助確保你能以最為安全的方法來處理這狀況。

將以下單方晶華液以相同比例混合：

（即各取相同滴數加入同一治療瓶或噴霧瓶並搖動混合。至於詳細製作過程及滴數可以參照本書〈對於光與輻射的曝露〉（p.62）文末的複方製作流程。下同。）

◆ 紫水晶

◆ 東菱玉

◆ 黑碧璽

◆ 翡翠

◆ 粉晶

二、孕母分娩晶華（BIRTHING ESSENCE (MOTHER)）

這款晶華液是用於支持母獸撐過分娩過程，哺乳動物均適用。它能幫助母親在歷經長期的壓力及可能的不適時，還能維持肉體與心智的能量。此外，在產下幼仔時，它還能協助減低母獸在與幼仔連結時的任何困難。

將以下單方晶華液以相同比例混合：

◆ 血石（或黑膽石）

◆ 櫻桃紅蛋白石

◆ 月光石

◆ 煙晶

三、幼仔出生晶華 (BIRTHING ESSENCE (YOUNG))

這款晶華液能幫助幼仔處理出生的創傷以及降臨在自己身上的巨大變化，強化牠們在這脆弱階段的生命力，並協助預防「衰亡」的出現。

將以下單方晶華液以相同比例混合：

◆ 黃水晶

◆ 白水晶

◆ 翡翠

◆ 橄欖石

四、解毒晶華 (DETOX ESSENCE)

這款晶華液協助身體清理汙染物質、藥物（例如抗生素）及殺蟲劑的毒性殘留物，而當患病動物在歷經一段時間的必要常規藥物治療或抗寄生蟲產品（像是殺蚤噴霧或耳疥蟲滴劑）的治療之後，該晶華液也能有所幫助。不幸的是，即使是最普通的簡單疾患，由人類照顧的動物幾乎都太常接觸到對抗療法藥物的毒素，因此解毒晶華會是相當有用而且必要的治療手段。

將以下單方晶華液以相同比例混合：

◆ 金

◆ 赫基蒙水晶

◆ 孔雀石

◆ 白水晶

五、環境防護晶華（ENVIRONMENTAL ESSENCE）

此款晶華液的概念類似解毒晶華，不過它是專門用在清理身體所吸收到的背景輻射，所以對於那些住在室內、時常待在電器設備（像是電視、微波爐與電腦）附近的動物，或是生活在架高的高壓電線有害範圍之內的動物來說，算是一款相當正面且健康的補充品。

將以下單方晶華液以相同比例混合：

◆ 黑碧璽

◆ 白水晶

◆ 銅或孔雀石

◆ 金

六、動物訓練晶華（ANIMAL REHABILITATION ESSENCE）

只要是接受訓練的動物，無論那是基礎訓練或進階訓練，此款晶華液都能協助強化訓練作為。我們會建議訓練師及受訓動物都服用它，將能強化雙向溝通及互相協作，也許會以心電感應的形式表現。這款晶華液也能在人與動物之間感覺缺乏夥伴情誼時予以協助。

將以下單方晶華液以相同比例混合：

◆ 堪薩斯神石

◆ 螢石

◆ 赫基蒙水晶

◆ 孔雀石

◆ 紅寶石

第四部

個案歷程

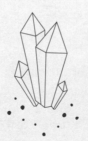

Content Healing

托比的辭世

　　托比（Toby）是逐漸年邁的混血㹴犬，慈愛的飼主瓊安妮（Joanne）在年幼時就把當時還是仔犬的牠養在身邊，一起度過將近十五年的快樂舒適時光，因此托比是她生命中非常重要的一部分。而牠對於瓊安妮所養的另一隻美麗黑色大丹狗克麗歐（Cleo）而言，也是非常重要的存在。

　　我們後來跟托比多有認識，而牠在生命的最後幾個月有用過幾次晶華液。牠辭世之後，我們認為瓊安妮應會非常心痛，後來發現果真如此。悲傷如此強烈、如此痛苦，使她很難早上起身去工作，何況她那時剛開始獸醫佐的訓練，時常得要協助為寵物進行安樂死，所以在面對工作時更加痛苦。於是她出現失眠，而且時常哭泣，為小托比的離去而心碎。

　　我們為瓊安妮準備**紫水晶**晶華液以幫助處理哀慟悲傷，請她視需要隨時服用。像這樣的個案，晶華液並不是用來消除悲傷或壓抑負面情緒，而是用來使哀悼的過程能以平衡的方式走完，並在整個過程結束後讓使用對象不再過度執於跟已逝者有關的記憶，還有撫平極度的悲傷及相關的肉體症狀。

　　瓊安妮當時並不知道我們準備哪種晶華液給她，而她在按照建議服用之後，發現那瓶晶華液能協助減輕自己的悲傷，使她能在晚間安眠。那時她並沒有跟我們講那隻大丹狗克麗歐也在托比逝世之後承受龐大悲痛，牠在家中的行為變得很有破壞性，除了非常焦躁之外，還開始出現皮膚乾燥掉屑的症狀，據瓊安妮事後形容，該症狀很像頭皮屑。

　　瓊安妮當時嘗試給克麗歐幾滴晶華液，結果牠的皮膚症狀大概在一天之內完全消除，破壞性行為也停了下來，而牠本身也看起來變得安定、放鬆許多。於是瓊安妮與克麗歐接受並放下悲傷與失去的感受，健健康康地繼續過活。等到撰寫本書的時候，瓊安妮已在尋找新的幼犬呢。

病懨懨的貓

　　我們在某個動物收容所為幾隻狗做個案時，裡面的員工請我們幫忙看一下幾周前被帶來收容所的一隻公貓。那隻貓非常無精打采，看起來老邁且骨瘦如柴。牠在被捧抱起來時也不會移動，如果把牠放在某個草堆上，牠也只會一直躺在原處。這隻公貓看似對任何事物都沒興趣，雖然有吃東西，但體重未見增加。牠有被帶去給獸醫檢查，推測應該罹患貓白血病（feline leukaemia），然其檢測呈陰性反應，也沒找到其他可能有問題的地方。收容所一直在照顧牠，然而很難為牠找新家，畢竟很少人會想要領養病懨懨的動物當寵物，算是收容所經常遇到的難題。自從來到收容所之後，牠的健康完全沒有改善的跡象，收容所的一些員工都已認定這隻貓應該快死了。

　　雖然這隻貓的過往歷史不明，就我們過去對於棄置或獲救動物的處理經驗來看，這種狀況最好從治療牠們的心靈創傷著手，即便對於創傷的細節並不清楚也是如此進行。我們給予收容所的複方晶華液裡面含有對治此類創傷的**東菱玉**，還有**青金石**以幫助貓吸收食物中的維生素與礦物質，使

牠的體重能夠增加一些。複方裡面還有對治無精打采、能量耗竭並能淨化血液的**血石**，還有同樣能夠改善血液、強化鐵質吸收及提振生命能量的**黑膽石**。

　　大約十天之後，我們得到聯絡，稱那隻貓已可以站起來四處走動，雖然還是吃一樣的食物，然而牠的體重已在增加。那間收容所相當訝異牠的改變，所以請我們再過去看牠。當我們看到牠時，原本那隻老邁、骨瘦如柴的貓已變得健康許多，而且外觀也變得比較年輕。牠起身走向我們，用身體摩擦我們的腿，然後就跑走了。兩週之後，牠就被領養了。

憤怒的海格與敏蒂

　　當賈姬（Jackie）從當地的動物救援中心領養兩隻山羊時，她並不知道自己會有多少麻煩！她將其中的母羊命名為敏蒂（Mindy），另一隻已去勢的公羊則叫做海格（Haig），牠們原先被養在某個農場，沒有受到良好的對待。

　　小母羊敏蒂看似馬上安定下來，相當深情親暱。而海格在適應環境之後卻變成「無賴與流氓」——這是賈姬對牠的形容。牠首先騷擾敏蒂，阻止母羊靠近自己的飼料桶，還有一次用角劃傷敏蒂的嘴，嚴重到需要縫合處理。於是賈姬把牠們分別養在不同的畜欄，然而這樣的安排讓海格十分抓狂與嫉妒，牠會一直用頭撞牆表示抗議。每當賈姬想要靠近或撫摸敏蒂時，海格就會表現出強烈的控制慾以及憤怒。更糟的是，海格開始對小農

場的其他動物發洩自己的不滿，除了把某隻鵝弄傷之外，還企圖用角來戳一隻狗。更甚的是，牠變成脫逃大師，不論賈姬用甚麼柵欄都關不住牠。隨著時間過去，海格也開始對人類有侵略性的表現，雖然牠從未傷及任何人，賈姬還是擔心牠會攻擊訪客，所以她已經在考慮要把海格送回動物救援中心。

　　為海格進行的首次水晶治療，是由**橄欖石**（對於新經驗的不安全感、嫉妒）、**粉晶**（過去的創傷、針對某飼主的壓抑怒意與憎恨）及**鉑**（專橫跋扈的行為，有時係在反映內在的不安全感）組成的複方晶華液。此晶華液係加在海格的乾飼料（山羊的混合飼料 goat mix）裡面，因為牠在發脾氣時常把自己的水踢翻。而其劑量則是一天十二到十五滴，分在兩餐裡面服用。

　　治療進行三天，海格開始有柔和的表現。牠原本不會讓敏蒂在牠附近吃草，但牠突然變成可以完全接受敏蒂的行為。牠也不再追逐那些膽敢走近自己的鵝、雞與狗。到了第四天，賈姬試著讓牠們一起吃乾飼料，結果沒有出現侵略性的行為。海格在整體上看起來比較放鬆，也比較不想嘗試攀上柵欄。十天之後，所有侵略性、脾氣及脫逃行為都不再出現。海格的皮毛也從原先的粗硬鐵線般的外觀變得較為柔軟如絲。

　　賈姬持續讓海格服用晶華液，直到整瓶用完，大約有三週之久。雖然海格的負面行為看似已經痊癒，賈姬還是擔心一旦停止治療之後，牠又會回復原狀。我們建議她買一大塊粉晶（大到山羊不會想去吃的程度），放在海格的畜欄，然後經常為那塊粉晶進行淨化與充能。

就我們最後得知的情況，海格仍然保持良好的行為，而且明顯很喜歡那塊粉晶呢。

長期處於高輻射環境的扎巴達克

扎巴達克（Zabadak）是一隻大型綠鸚鵡，牠從去年開始生病，看起來沮喪且無精打采、不再跟自己的飼主講話，而且開始掉羽毛。飼主有帶牠去給獸醫檢查，然而牠的身體看不出有什麼問題，於是獸醫只能想到讓扎巴達克進行抗生素療程。

然而這都無法緩解牠的狀況，事實上牠看起來病得更加嚴重。除了食慾減退，牠還會一整天站在枝頭上靜止不動，看起來相當痛苦、悲慘。牠原本很喜歡三不五時可以繞著房間自由飛翔，然而現在即使飼主將牠帶出籠外，牠也不會想飛。

飼主在經過獸醫的同意之後，邀請我們來看看能為扎巴達克做些甚麼。我們注意到的第一件事就是鳥籠，雖然對於扎巴達克這種鸚鵡來說相當寬敞與舒適，可是它的旁邊卻有兩台電腦及一大堆電器（包括一台微波爐）。住在室內的動物若長期暴露在背景輻射，牠們會變得很不舒服（人類也是如此！）。背景輻射算是常在診斷時被低估的現象，然而它卻是我們所有人罹患眾多慢性病症的原因之一。就我們所見，背景輻射應是使這隻鸚鵡感到痛苦的原因之一，而且比例還不小。

　　扎巴達克所在的房間用途是居家辦公室，然而由於房屋的其他地方正在翻新，所以這房間也兼廚房、客廳與臥房的用途。扎巴達克的地方原本是在餐廳，那裡對牠來說是遠較健康的環境，然而房屋的翻新需要蠻長的時間，所以牠與飼主都被侷限在居家辦公室裡。扎巴達克的籠子雖然後來有移離電子設備一些距離，但就我們的期望來說還是不夠遠。

　　我們在噴霧瓶放入的晶華液複方，係由**金**、**青金石**、**赫基蒙水晶**與**孔雀石**組成。此款複方已知能為肉體有效清除常規藥物、殺蟲劑及低量輻射所具有的負面效應。孔雀石是用於因應背景輻射的主要晶石之一。該複方則是以噴霧方式噴灑在房間各處，除了有益於扎巴達克之外，連住在房間裡面的兩個人也能獲益（事後得知，他們在六個月前因改建工程而開始改在居家辦公室工作、生活與睡覺之後，變得更常罹患感冒與咳嗽）。我們也建議他們可以將水晶——**白水晶**或**黑碧璽**——放在電腦上面或周圍。

　　大約在三週之後，扎巴達克開始明顯活潑起來，食慾也有恢復，而牠的飼主開始將晶華液滴幾滴在牠的飼料盤裡。牠的全身羽毛也有改善，離開籠子時也開始再度於房間到處飛翔。

　　經過一些時候，我們有去看牠。而當我們進入那間辦公室時，那隻鸚鵡正棲在某個書架的頂部。牠一看到我們，就飛過來停在蓋兒的肩膀上，並朝她的耳朵尖叫：

　　「扎巴達～～～克！」

　　值得一提的是，在那房間安置水晶與使用晶華液數週之後，飼主們也開始覺得比較有活力，而且也比較不容易感冒及感染。

沮喪的母雞珍妮

　　小母雞珍妮（Jenny），暱稱「珍母雞」（the Jen Hen），是我們養的矮腳雞（Bantam）。牠與我們養的一小群洛島紅雞（Rhode Island Red）一起生活，雖然處在雞群的最低階級，但牠過得很快樂，是一隻快樂又懂社交的小鳥兒。在餵雞群吃飼料的時候，體型較大的洛島紅雞對珍妮通常只會用足以使牠維持在雞群階級底層的影響力而已。然而幾個月之前，後院傳出吵鬧的雞叫聲，我們剛好看到其中一隻較大的母雞站在珍妮的背上凶狠啄扯牠的頭。而當我們要去干預的時候，攻擊者已經拍翅飛去，而珍妮則是愣在當場、流血不停。

　　我們一直找不出那場爭鬥的原因——也許只是在爭一條蟲！然而從那次攻擊事件之後，珍妮很快掉入我們所謂的沮喪狀態，即使傷勢並不嚴重而且好得很快，但牠看似對任何事物都失去興趣。牠會消失好幾個小時，唯恐不及地躲避所有的母雞，而當其他雞隻都在吃飼料時，珍妮也不會出來吃，反倒在灌木叢底下僵站不動。牠還有一次站在長的草叢裡，而當割草機靠近的時候，牠既不移動也不逃跑，差點就被割草機捲進去！牠也停止生蛋，因為我們發現牠的窩突然不再有小顆的白色矮腳雞蛋。我們也有檢查牠是否患有挾蛋症（eggbound），這是母雞可能出現的難產狀況，然而珍妮並無罹患此症。

　　於是我們決定嘗試使用水晶來改善牠的狀況，最後定出的組合有**黑膽石**（具有提振、興奮的效果，也能給予鎮定及撫慰）、**紅寶石**（對治淡漠與

無精打采）及**煙晶**（處理牠在受到攻擊時所經驗到的嚴重創傷）。我們在牠的巢盒中放一根煙晶柱，然後用紅寶石及黑膽石的晶華液製作噴霧瓶，在看到牠僵站的時候噴灑在牠的周圍，一天數次。由於牠很順從，所以我們也把組合的晶華液用按摩的方式揉進牠的羽毛。

到了第四天，珍妮的窩就有一顆小白蛋了！然而牠不見蹤影，所以我們有去找牠。我們後來看到牠跟一些洛島紅母雞在樹林地上一起啄土，明顯恢復成牠原本的模樣。於是我們不再噴灑晶華液，但牠窩裡的煙晶則多留幾天才收回來。珍妮看起來已經從那次創傷中完全復原，已不需要後續的治療。幸運的是，牠已會設法避免捲入爭鬥囉。

脾氣暴躁的駱馬

這隻名為傑克的駱馬來自英國威爾斯郡，從屬於當地畜養的某個小型駱馬群，而牠的腿在放牧時受傷，其傷口位於膝蓋處，也許是被帶刺鐵絲網割到所致。不過，飼主歐文及瑞雪兒認為這傷勢並沒有嚴重到需要找獸醫來看，因此在粗略清理傷口之後就不做任何處理。不幸的是，那道割傷受到感染，幾天之內即形成一個又大又痛的膿腫。於是他們趕緊找來獸醫處理，為傑克進行清創並予以抗生素療程。獸醫在離開前有指示要把傑克暫時留在畜欄不得出去，傷口才能保持乾淨，上面的敷料也要時常更換。然而傑克還是感到疼痛，不願意配合的牠相當痛恨限制活動以及腿上敷藥的做法。每當飼主靠近牠的畜欄時，牠會吐口水、踢腳，並企圖咬他們，

而此種行為使得飼主很難妥善更換敷料。他們倆都至少被傑克咬過兩次、重踢過數次，所以他們都是在心驚膽跳中迅速更換敷料，但也擔心傷口可能沒確實清理。

　　瑞雪兒聯絡我們，看看是否有一些能使傑克可以讓人接近的「另類」方式。她還提到傑克之前雖然脾氣暴躁、容易發怒，但是從來不會如此明白表現侵略性行為。

　　我們想在傑克身上嘗試使用水晶，但顧及瑞雪兒跟歐文可能會認為這作法過於奇怪，所以最後決定，對於那些要給他們用的東西，至少在一開始先別跟他們講得太清楚！我們讓他們相信我們所給予的晶華液是某種藥草複方，但其實是純粹的晶華液複方，即對治侵略性行為與脾氣暴躁的**翡翠**、對治侵略性行為以及傷口發炎發熱的**藍紋瑪瑙**、促進組織再生療癒過程及增加與飼主之間的配合之**堪薩斯神石**，還有用來當成抗菌劑的**祖母綠**。

　　上述晶華液係裝在噴霧瓶裡，我們建議飼主每天數次在固定時間噴灑傑克的畜欄內外。而此款精華液也能用於濕潤敷料，使傷口保持乾淨及降溫。

　　我們在週二早上用郵局速件寄出晶華液，週三晚上就接到飼主的電話。瑞雪兒及歐文在收到東西之後，雖然馬上按照我們的指示輪番噴灑傑克的畜欄，不過他們還是懷疑這樣做會有甚麼效果。（要是他們知道那噴瓶裡面的真正事物，那懷疑還真不知道會大上多少倍呢！）然而到了週三傍晚，當他們進去傑克的畜欄換敷料時，原本以為又要出現一輪侵略以及咬嚙行為，但他們驚訝地發現傑克突然變得溫馴許多。在幫傑克換敷料的過

程中，牠雖然還是會哼氣，不停變換腳的重心及半示威地提腳，然而牠還是讓他們繼續進行，毫無侵略的行為。傑克的傷口在獸醫診治之後就未曾完整清理，因此這是飼主首次能夠仔細清潔牠的傷口，甚至還有餘裕噴些晶華液在新敷料上並做好固定敷料的動作。

當他們隔天回到畜欄檢視敷料時，傑克已完全安靜下來。傷口摸起來是涼的，而且復原很快。

再過兩天，由於腳已經不用上繃帶，因此傑克可以離開畜欄，而牠竟能在牧場自由奔跑呢。

這病例的另一個有趣發展則是跟飼主歐文有關。數週之後，瑞雪兒致電，稱自從傑克的事情之後，歐文也出現奇怪且意外的人格轉變。歐文原本是個「路怒者」（road rager），他在開車或坐車時總是很不耐煩，像是在狹路開車時會用阻礙行進的理由喝斥前面開拖拉機的駕駛，或是當交通號誌變燈但前方車輛的駕駛反應不夠快的話，就會猛按喇叭甚至找人麻煩。然而自從為傑克使用噴霧之後，歐文突然變得輕鬆許多，比較不對別人發脾氣，整個人也變得比較放鬆及隨和。瑞雪兒還問能否多買一點這種「藥草」用在他身上呢！

遭受意外創傷的母羊瑪莎

瑪莎是一隻寵物綿羊，但牠認為自己是狗！牠從出生就跟一窩牧羊犬一起長大，整天都在跑來跑去，追著狗兒玩耍。某一天，瑪莎在跟狗兒

玩耍時有點玩過頭而跑出農場，直直衝到某輛車的前面。雖然駕駛已設法
煞停，然而瑪莎還是被車子前側的擋板撞飛到旁邊的溝渠中。牠斷了一條
腿，還有許多瘀傷與割傷。獸醫幫牠接回斷骨並縫合傷口，之後的一個月
則是服用順勢療法的山金車。但是瑪莎在意外之後看起來一直沒有回到
以前的模樣，牠不再跟狗兒玩耍，而是在一旁不做任何事情，而且看起來
似乎挺難過的。到了晚上，牠會緊張地咩咩叫，吵得家中其他成員都不能
睡，有時只會在飼主凱蒂跟牠一起睡在廚房時才睡著。凱蒂已經試過順勢
療法、草藥以及靈氣，現正思考為牠做些水晶療法會不會有幫助。她還覺
得瑪莎的斷腿並沒有癒合得很好，看起來十分僵硬，懷疑它正在引發疼痛。

　　於是我們決定先為瑪莎進行水晶陣的個案，一開始是用**紫水晶**以處理
牠的壓力及夜間恐懼。只用一點零食勸誘，牠就在廚房的爐子前面、自己
的床上躺了下來。我們在用手粗略檢視這隻俯臥的綿羊時，有感覺到牠所
散出的緊張，就像牠無法全然放鬆那樣。當牠靜止下來時，我們將八塊紫
水晶放在牠的周圍，即一塊在頭、一塊在尾，剩下六塊則兩兩相對沿著身
體放置（請參考本書〈紫水晶陣〉（p.68））。我們其實有預想瑪莎也許會起
身遠離水晶，然而牠卻馬上接受，並高高興興地在水晶陣裡待到一個半小
時，直到我們過來撤走水晶。瑪莎在那段期間看起來變得非常放鬆，凱蒂
認為牠在發生意外以後都沒有那麼放鬆過。而在水晶陣個案結束之後，瑪
莎又睡了兩個小時。凱蒂對這結果相當感動，於是我們在廚房地磚上用粉
筆繪出紫水晶的擺放位置，讓她可以自行擺陣，並告訴她每天晚上需擺陣
三十分鐘，並連續進行七天。

　　自從最初的水晶陣個案之後，瑪莎在夜間的表現明顯變得比較放鬆，也不再緊張地咩咩叫。牠睡得很安穩，甚至要等到凱蒂早晨去廚房喚牠才會醒。而在白天，瑪莎似乎也稍微不再羞怯。

　　我們接著決定嘗試為牠的腳用**白水晶**棒進行水晶按摩，而其步驟都依本書的〈水晶按摩〉(p.35) 所述而行，亦即先用球面端朝著這隻綿羊，從尾端開始沿著身體往上畫，並在經過傷腳時給予特別的關照。當水晶棒畫到那區域時，也許會在畫得「卡卡」的地方感覺到能量的堵塞。在進行二十分鐘之後，水晶棒在那區域的動作看似順暢許多，那麼就將水晶棒反轉，沿著身體往回畫，最後結束個案。

　　我們之後為瑪莎進行連續三週的水晶按摩個案，每週執行三次。做完之後，等於我們已為瑪莎進行一個月的水晶治療，而牠有非常正面的改變。傷腿的僵硬感已經完全消失，牠已經看似想要再次跟狗兒一起奔跑。我們認為當前使牠沒真的這樣做的原因，也許是那次意外事件的創傷經驗所遺留的恐懼。所以瑪莎接受為期七天、每天四次的複方晶華液治療，裡面有東菱玉以對治遭受車輛撞擊的創傷經驗、紫水晶以對治一般性的恐懼與焦慮，還有用於修復因意外與手術所造成的氣場損傷之玫瑰石榴石。這次的複方晶華液看似為瑪莎的復原過程收尾，袪除牠想再跟狗兒一起玩時會出現的遲疑與緊張。在第五週的水晶療程結束之後，瑪莎已經完全恢復到原本的模樣，到現在仍過著健康快樂的生活。

罹患慢性退行性脊髓神經根病的德國牧羊犬

慢性退行性脊髓神經根病（Chronic Degenerative Radiculomyelopathy, CDRM）是一種非常嚴重的後臀、後腿失能病症，好發於德國牧羊犬，然而目前似乎也越來越常看到其他犬種罹患此症的病例。這是漸進的癱瘓症狀，最終則是完全無法控制後腿，通常還會影響到排便及排尿。雖然它是無痛的病症，然而目前獸醫對此並無有效的常規治療方法，一旦確診之後，應會在短期之內為病狗進行安樂死。

這就是我們的八歲德國牧羊犬日姬（Ziggie）罹患的病症。十五個月之前，我們注意到牠的右後腿跛了。我們當時認為，總是到處亂闖、偶會扭傷的牠又把自己搞到受傷了。所以我們給牠吃順勢療法稀釋強度為200C的**山金車**，後來換成稀釋強度為1M者，不過看似沒有什麼效果。十天之後，由於日姬還是跛腳，我們就帶牠去給獸醫診視，確診出慢性退行性脊髓神經根病。我們所得到的建議是進行同化性類固醇（anabolic steroids）的療程，然而我們並不想這麼做，因為此類藥物對這種病通常沒有效果，還會額外引發一堆副作用。我們有讓日姬進行幾次針灸個案，雖然確實有點改善，但和實況相比實在太過有限。

最糟糕的是，這病症已對日姬造成相當嚴重的影響。如果我們把牠的右後腿抬起來往後擺，那條腿會停在原處不會回到原來的位置，就像日姬無法控制它那樣。牠的尾巴看起來就像死掉一樣，垂在後腿之間動也不動。牠甚至一度看似要失去排便的控制能力，三不五時還有漏尿的情況。

牠的行走有時會變得困難，只要轉彎或是後腿被施予側向外力，整個身體就會倒下。這些戲劇化的症狀發展速度相當驚人，只要數天就會看到明顯的變化。說真的，這種病症在發病／確診之後會在短期之內摧毀病狗的自信。

至於我們自己，則是一直併用順勢療法與水晶療法來治療日姬。牠已使用過許多順勢療法藥劑，像是**毒芹**（Conium）、**金屬鉛**（Plumbum metallicum）及**金絲桃**（Hypericum）是其中三種，而且是從較低的劑能（potency）開始使用，然後逐漸更換到較高的劑能範圍。這些順勢療法藥劑的確給予很大的幫助，然而日姬的改善至少有五成也要歸功於水晶療法。

每一天，我們會在日姬的後肢擺置三顆**白水晶**，進行白水晶陣個案。在白水晶的附近還放置一顆**赫基蒙水晶**，以增強白水晶陣的能量並發揮本身療癒效果。在日姬的海底輪旁邊則放置一顆**煙晶**，在生殖輪區域的脊柱附近則放置一塊**紅玉髓**。至於讓日姬服用的晶華液，我們使用對治神經問題與癱瘓的**金與鉑**，以及**玫瑰石榴石**以協助更換受傷、失能部位的能量。

在將水晶療法加入順勢療法之後，我們很快注意到一些明顯的變化。日姬的腿看起來恢復力氣，而牠能像往常那樣陪我們在鄉間邊走邊跑。在進行前述的「後腿測試」時，我們驚喜地發現那隻原本癱瘓的腿能在我們將其擺到比較後面的位置並放手之後，立刻縮回原位。我們也看到原本自信心完全破滅、不願意出門的牠，突然恢復自己的自信與獨立，又開始能夠自行在外活動。牠對於排便及排尿的控制力也已恢復，完全沒有失禁的狀況。最讓人感到驚奇的是，原本鬆弛不動的尾巴又開始搖擺，就像突然

活了過來，到在撰寫本書時已恢復到接近正常的程度。昨天，亦即日姬確診慢性退行性脊髓神經根病滿十四個月之後，牠已經可以全速衝過草地，跟另一隻健康的三歲羅威納犬一起奔跑——原本癱瘓的日姬居然能夠做到這樣的事呢！

　　我們藉由實驗發現，日姬的治療組合若停掉水晶療法的部分一兩天，牠又會再度開始出現退化。這表示，即使水晶確實僅是用來緩和牠的病症、暫時解除症狀，但它們仍表現出強大效果，而且還完全沒有副作用。

　　我們並不主張自己已經找到治療此病的方法，然而我們的確相信，前述的水晶在延緩慢性退行性脊髓神經根病所造成的退化上發揮極大效用。如果水晶療法能使日姬多活幾個月到一年，讓牠在這段額外時間過著有品質的生活，就已算是自然療法的成功。我們衷心盼望未來有更多罹患此病的狗能夠受益於這類療法，能夠免除或至少暫時推延安樂死的實施。

「鬧鬼」的屋子

　　一對住在附近的夫婦，黛安及凱文，連絡我們來協助他們那隻名為鮑比的狗，因為牠出現焦慮與過動的徵狀。當我們到他們家看到那隻四歲大的拉不拉多犬時，就覺得牠正在承受某種壓力。這對夫婦說，自從九個月前搬到新家之後，鮑比開始執著於花園中挖洞，還有經常哀叫、來回踱步以及咬傷家具。牠的行為有時變得不受控制，個性也出現明顯的轉變——牠在搬家以前可是相當溫和、鎮定且行為良好呢。

在聽黛安描述詳細經過時，我們推測這算是還蠻常見的狗兒過動狀況，可能跟飲食、訓練不佳、家庭壓力或其他原因有關，例如居住環境改變就是明顯的可能原因之一，但奇怪的是，搬家至今也已九個月，這隻狗居然還沒安定下來。然後我們就在他們寬敞鄉居廚房坐下來，一邊捧著杯子喝熱巧克力，一邊提出關於鮑比的問題，當時是十一月，壁爐的柴火霹啪地響，屋外的濃霧更加暗沉下來。

那時蓋兒正在解釋我們可能會用到的晶華液，以及支持該療程的訓練技巧及膳食改變，然而黛安跟凱文彼此眼神交會，就好像在說：「我們要不要告訴他們呀？」然後黛安傾身向前、越過桌子，悄聲地問：「你們相信有鬼嗎？」

我們當時還真不知道該怎麼回答，但黛安繼續講了下去。她說剛才其實是在試探我們，不然他們還真不願明講自己有一小塊房地產在鬧鬼，而狗就是因此受到影響。她邀請我們跟她一起去現場看看。我們就跟著她走出屋外，經過院子而走到某扇大門，然後從那裡沿著一條小路走了大約兩百碼（約183公尺）的距離，來到一棟經過改裝的倉庫。那是凱文的辦公室，同時兼做自家生意的展示處及商店。凱文很常待在這裡，鮑比則會躺在他的腳邊，而這對夫婦認為這間辦公室裡面有「某種東西」在影響鮑比。

當我們走進去時，蓋兒抖了起來。黛安注意到她的反應並說：「看吧，妳也感覺到了。你們可以去感覺暖氣看看。」那暖氣已經開到最強，已到我們的手指覺得熱燙的程度，不過那房間雖然品味雅緻、裝潢好看，卻充斥奇怪的寒冷與不歡迎的感受。凱文說他在這裡都要穿上夾克才行，

然而不只是溫度有問題，他還覺得自己的能量與情緒受到這房間的影響，整個人就好像被抽乾那樣，而且他已在考慮要不要吃抗憂鬱藥。他有注意到當辦公室於週末休息、鮑比不會在那裡久待的時候，牠的過動表現看起來比較少，不過到了週一，牠會待在辦公室幾個小時，晚上又會變得比較過動。他們有想過不讓鮑比進辦公室，然而鮑比執意跟著凱文，如果把牠關在外面的話，牠就會一直哀叫及抓門。這對夫婦急切需要幫助，並打算如果什麼辦法都不行的話，就要找牧師來為這間辦公室祝聖。

　　然而凱文與黛安並不知道我們之前就有遇過類似的問題。他們的居住地區設置許多高大的高壓電塔——事實上我們現在還是稱那裡為「電塔谷」——而那裡許多居民看似都有相關的問題，其中之一即是房間裡面的負面能量偶會呈現出超自然的現象。我們在開車到他們的地方時就有注意到這塊土地應該已在電塔的影響區域之內，只是一開始沒把這一點跟鮑比的問題串聯起來。我們又走到屋外用手電筒探看，果然辦公室後面的山丘上就有一座高壓電塔，只是附近樹林擋住視線，所以只看到半截而已，而它的高壓電線直接橫過那棟屋舍的正上方。我們跟這對夫妻說明這也許就是問題的真正來源，許多人相信高壓供電系統會產生負面的電磁場，會使住在影響區域的人們感到不舒服，而且不太健康。

　　我們原本是被找來治療一隻狗，現在卻突然變成要去治療一棟屋舍！於是我們在下個週末帶來四塊單尖**白水晶**、一塊中型尺寸的**紫水晶簇**，以及一瓶含有**黑碧璽**晶華液的噴霧瓶。黛安與凱文看著我們在那辦公室到處噴灑黑碧璽晶華液，表情有點困惑。辦公室的四個角落各放一塊白水晶、

尖端朝外，把裡面的能量導引出去。紫水晶則放在房間中央的桌子上，協助營造舒適、放鬆的能量。我們還留下關於淨化水晶的指示，建議他們要經常做，並請他們一旦有看到什麼變化就要聯絡我們。

而那房間的能量不到二十四小時就已開始改變。週一下午有位常客還說：「你們有做了什麼嗎？這裡變得比較暖和舒適許多呢。」凱文與黛安有注意到辦公室裡面的能量看似有所轉變，先是房間的邊緣感覺變得比較溫暖，而那股暖意在接下來的兩天逐漸散佈到房間中央，而整個辦公室至此給人的感覺已經非常不一樣，他們甚至還把暖氣關小了。

我們原本還有備案，亦即如果鮑比的緊張狀態沒有因為重新平衡辦公室的能量而得到改善的話，就得開始找尋其他原因，像是嘗試用對治環境改變的方法來治療鮑比，那麼就會先給牠使用煙晶的晶華液。不過看起來用不到備案了，因為到了週三，鮑比已經沒有那麼焦躁，也不再表現任何屬於過動行為的徵象。

我們後續就沒有跟鮑比的飼主保持聯繫，然而我們在聖誕節期間收到他們寄來的賀卡。那間辦公室仍然保持正常，他們也常淨化那些水晶，但是最令人感到欣慰的是鮑比回復原本的模樣，然而這次個案的「病犬」完全沒有接受治療喔！我們後來有跟他們建議，家中所有成員最好都要偶爾服用我們的環境防護複方晶華液（參見本書〈複方晶華液〉(p.160)）。

第五部

附錄

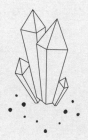

Content Healing

水晶與脈輪的對應表

脈輪	水晶礦石
海底輪	**黑碧璽**、**血石**、**堪薩斯神石**、黃水晶、白水晶、銅、螢石、**黑膽石**、赫基蒙水晶、孔雀石、鉑、玫瑰石榴石、煙晶
生殖輪	堪薩斯神石、**紅玉髓**、櫻桃紅蛋白石、綠玉髓、**黃水晶**、白水晶、銅、螢石、黑膽石、赫基蒙水晶、孔雀石、月光石、鉑、玫瑰石榴石、煙晶
太陽神經叢輪	**琥珀**、紫黃晶、堪薩斯神石、**黃水晶**、白水晶、銅、螢石、黑膽石、赫基蒙水晶、孔雀石、月光石、橄欖石、鉑、煙晶
心輪	**東菱玉**、血石、堪薩斯神石、**綠玉髓**、白水晶、銅、祖母綠、螢石、金、赫基蒙水晶、**翡翠**、**孔雀石**、橄欖石、鉑、**粉晶**、紅寶石

喉輪	**琥珀**、藍紋瑪瑙、堪薩斯神石、白水晶、**螢石**、赫基蒙水晶、青金石、鉑、粉晶
眉心輪	**紫水晶**、紫黃晶、堪薩斯神石、白水晶、**螢石**、赫基蒙水晶、**青金石**、鉑
頂輪	**紫水晶**、**紫黃晶**、堪薩斯神石、櫻桃紅蛋白石、黃水晶、白水晶、螢石、**赫基蒙水晶**、**鉑**

後續推薦的閱讀資料

Bailey, Gwen. *The Rescue Dog.* Hamlyn, 1995.

Bower, John and David Youngs. *The Dog Owner's Veterinary Handbook.* Crowood Press Ltd, 1989.

Burgess, Jacquie. *Crystals for Life.* New Leaf Publications, 2000.

Chandu, Jack F. *The Pendulum Book.* C.W. Daniel, 1990.

Chase, P.L. and J. Pawlik. *The Newcastle Guide to Healing with Gemstones.* Newcastle Publishing Co. Inc., 1989.

Davidson, John. *Radiation—What It Is, How It Affects Us and What We Can Do About It.* C.W Daniel, 1986.

Edwards, Hartley. *A Horseman's Guide.* Hamlyn, 1969.

Fisher, John. *Think Dog!.* Blandford, 1995.

Graham, Helen. *Healing with Colour.* Gill & Macmillan, 1996.

Gurudas, *Gem Elixirs and Vibrational Healing Vol. I & II.* Cassandra Press, 1989.

Harrison, Stephanie and Tim. *Crystal Therapy.* Element Books, 2000.

Johnson, Steve. *The Essence of Healing.* Alaskan Flower Essence Project, 2000.

Keyte, Geoffrey. *The Healing Crystal.* Cassells, 1989.

Keyte, Geoffrey. *The Mystical Crystal.* C.W. Daniels, 1996 (Revised Edition).

Lilly, Simon. *The Complete Illustrated Guide to Crystal Healing.* Element Books, 2000.

Lilly, Sue and Simon. *Crystal Doorways.* Capal Bann Publishing, 1997.

Parelli, Pat. *Natural Horse•Man•Ship* (Educational Program).

Pitcairn, Richard H. and Susan Hubble Pitcairn. *Natural Health for Dogs and Cats.* Prion, 1989.

Rogerson, John. *Training your Best Friend.* Stanley Paul, 1993.

Scott, Martin J. and Gael Mariani. *Bach Flower Remedies for Horses and Riders.* Kenilworth Press, 2000.

Scott, Martin J. and Gael Mariani. *Dogs Misbehaving—Solving Problem Behaviour with Bach Flower and Other Remedies.* Kenilworth Press, 2001.

Sheldrake, Marianna. *The Crystal Healer.* C.W. Daniel, 1999.

Sheldrake, Rupert. *Dogs That Know When Their Owners Are Coming Home.* Arrow Books, 2000.

Tansley, David V. *Chakras, Rays and Radionics.* C.W. Daniel, 1996.

Verspoor, Rudolf with Steven Decker. *Homeopathy Re-Examined.* Hahnemann Center for Heilkunst, 1999.

White, Ian. *Australian Bush Flower Essences.* Findhorn Press, 1993.

Whitmont, Edward C. *The Alchemy of Healing.* North Atlantic Books, 1993.

CRYSTAL HEALING FOR ANIMALS
by MARTIN SCOTTAND GAEL MARIANI
Copyright: C Martin J. Scott and Gael Mariani 2002
This edition arranged with Ms. Gael Mariani
through Big Apple Agency, Inc., Labuan, Malaysia.
Traditional Chinese edition copyright:
2021 MAPLE LEAVES PUBLISHING CO., LTD
All rights reserved.

動物水晶療癒

出　　　版／楓樹林出版事業有限公司
地　　　址／新北市板橋區信義路163巷3號10樓
郵 政 劃 撥／19907596　楓書坊文化出版社
網　　　址／www.maplebook.com.tw
電　　　話／02-2957-6096
傳　　　真／02-2957-6435
作　　　者／馬汀・司各特
　　　　　　蓋兒・馬里阿倪
譯　　　者／邱俊銘
企 劃 編 輯／陳依萱
校　　　對／周佳薇
港 澳 經 銷／泛華發行代理有限公司
定　　　價／380元
初 版 日 期／2021年7月

國家圖書館出版品預行編目資料

動物水晶療癒 / 馬汀・司各特, 蓋兒・馬里阿
倪作；邱俊銘翻譯. -- 初版. -- 新北市：楓樹
林出版事業有限公司, 2021.07　面；　公分

ISBN 978-986-5572-42-6（平裝）

1. 另類療法 2. 水晶 3. 能量

418.99　　　　　　　　　110007257